腦中風100問

台灣腦中風學會
編著

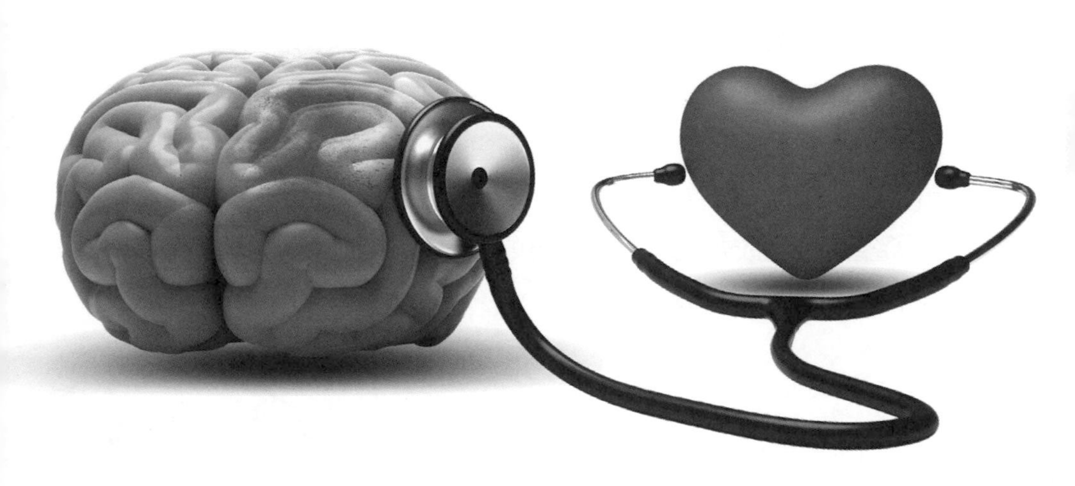

序

編撰這本書的最初構想，是希望透過Q&A的方式，由病人發問、醫師回答，藉以達成醫病之間的互動及溝通，成為一本針對中風疑難解惑的祕笈。所以，我們一開始對於編輯群的組成，便廣發英雄帖，邀請國內腦中風醫學專家參加，並收集病人常問及的中風相關問題，加以分門別類，來回答中風病人與其家屬時常會面臨到的切身疑慮。接着，亦請台灣腦中風學會的理監事們、祕書處同仁及國內的腦中風醫學專家引經據典，再以白話和淺顯的字句、條列式的方法，來回答解說。在這當中，有些看似簡單的問題，其實卻是大哉問，不是三言兩語就能說清楚。例如，中風病人要拔牙時，病人常問：「要先停預防中風的藥嗎？」「需要停多久？」「牙醫師請我停藥一週？這是對的嗎？」諸如此類的問題……。

目前，中風是造成國人失能的疾病排名第一位。倘若家屬中有人第一次遇到中風，通常會不知所措，心中也會有很多困惑難解，而在中風後的後續照護，也有許多問題待解；然而，對於現今大部分的中風問題，醫師通常沒有足夠的時間好好解釋，這就是本書的出版目的，可以作為解惑中風病患最好的小工具書。本書雖不是一本教科書，但仍羅列出諸多廣泛的問題面向，包含中風相關層面，從認識中風開始、中風的症狀診斷及預防，到急性中風的救命術，以及居家照護和生活傳遞等，均有詳細的解說。

希望此書能成為民眾認識中風的維基百科，也是醫護人員不可或缺的中風醫療參考小百科。

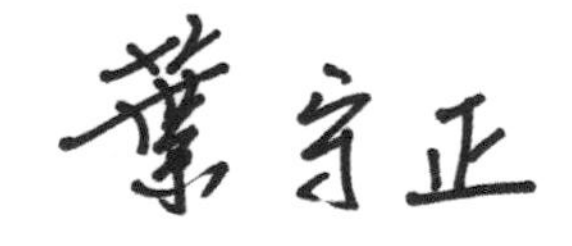

台灣腦中風學會理事長
澄清醫院神經內科主任
2018年、中秋

目錄

Part 4 臨「微」不亂——腦中風的急性期治療

Part 5 神乎其技——腦中風的介入性治療

Part 6 對症下藥——腦中風的藥物治療

Part 9　持之以恆——腦中風的長期照護

Part 10　養生之道——如何避免再中風

居安思危

認識腦中風

Q01 為什麼要認識腦中風？

1. 腦中風是嚴重、需要緊急治療的疾病，有沒有接受到及時且適當的治療，預後差別很大。
2. 得到腦中風，有很高的死亡率。數十年來，腦中風一直是國人十大死因的前幾名。雖然醫療的水準逐漸提升、死亡率下降，但發生腦中風人數，截至目前仍居高不下。
3. 至於沒有因為腦中風而死亡的病人，大部分會留下或多或少的殘障。腦中風是造成成人「殘廢失能」、「失智」最常見的疾病。
4. 腦中風會讓病人及其家屬有沉重的心理、生理和經濟的負擔，甚至有些時刻，照顧者需要面對「什麼時候該放手」這個沉重的決定。

如果我們對腦中風有更多的了解，就能夠及早預防腦中風，在腦中風症狀發生時能夠快速尋求適當的治療，面對腦中風時，我們也能夠更了解治療方向、復健方式，及長期照護技巧等，所以我們每個人都應該好好地認識這個疾病。

Q02 什麼是腦中風？

腦中風在醫學上正式的名詞，稱為「急性腦血管疾病」。

從疾病形成的原因來說明，腦中風是因為供應腦部氧氣及養分的血管出問題，可能是血管阻塞，或是血管自發性破裂，腦組織因無法得到正常血流供應而死亡，造成腦部功能局部受損，其產生的症狀會持續24小時以上。

腦中風

1.腦血管出現問題。
2.很快地發生。
3.造成腦部功能局部性受損。
4.腦部功能受損症狀持續24小時以上。

Q03 腦中風有哪幾種類型？

腦中風是因為腦部的血管出問題，大部分是腦血管阻塞，但有小部分是腦血管自發性破裂。所以簡單來說，可以分為二大類：

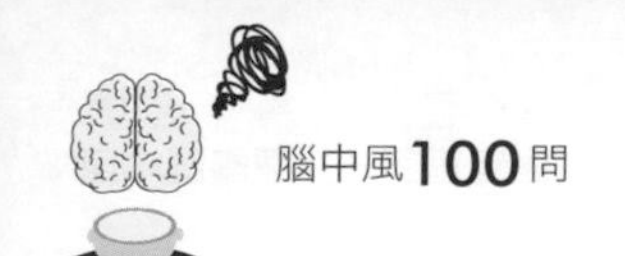

一、缺血性腦中風

占腦中風約80%，是因腦血管阻塞造成，其中常見有兩種類型：

1.腦血栓：因腦部血管逐漸硬化，造成管徑狹窄而導致阻塞。

2.腦栓塞：在阻塞部位之外的其他地方先產生「栓子」，隨著血流進入腦部循環，在較小的腦血管造成阻塞。栓子常見是在心臟或顱外大血管所形成。

二、出血性腦中風

腦血管自發性破裂、非外傷性血管破裂而造成，主要是由高血壓所引起，占腦中風約20%。依其出血型態可分為：

1.腦內出血：因血管破裂導致血塊形成，依出血部位可造成不同程度、不同症狀之神經功能缺損。

2.蜘蛛膜下腔出血：出血部位主要在腦組織外、蜘蛛膜下腔內。常見症狀為非常劇烈的頭痛，達到無法忍受的程度。

腦中風的分類

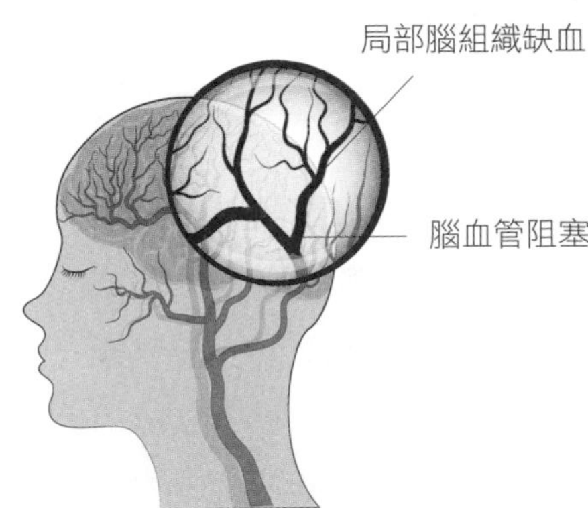

缺血性腦中風

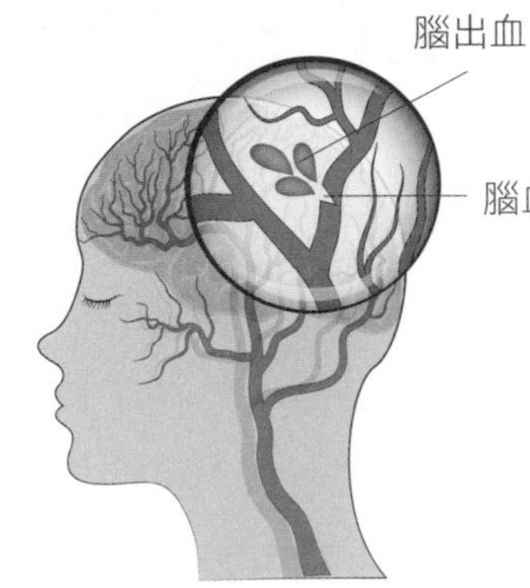

出血性腦中風

Q04 我沒有三高，為何還會腦中風？

三高（高血壓、高血糖及高血脂）是眾所周知的腦中風危險因子，但是本來沒有三高，不等於絕對安全。在腦中風病人中，有一至兩成並無三高問題。以下為可能的因素：

心律不整當中以心房纖顫（Atrial fibrillation）最為常見，當心房難以將足夠血液打到心臟，心血管會有血液滯留並形成血塊；如果血塊流進腦部，就會導致腦中風，此便是繼三高後，第四大常見引起腦中風的因素。

情緒上的壓力亦是一個獨立風險因素。有研究指出，高血壓的腦中風風險是常人的3倍、肥胖是1.2倍、吸菸是1.6至1.7倍，至於情緒壓力的中風風險是2倍以上。

Q05 腦中風會遺傳嗎？

在許多大規模的流行病學研究中，的確發現與腦中風病人有血緣關係的一等親中，有腦中風病史的比例增高，而這種現象在年輕型腦中風（65歲或以下）最為顯著。也就是說「家族史」的確是腦中風的重要「危險因子」，可能增加腦中風機會1~2倍，而這個危險因子對年輕型腦中風比較重要，可能增加腦中風機會2~3倍。不過，若把「年齡」這個「超級危險因子」加進來，家族史所占的比重就有點微不足道了。

腦中風的遺傳形式

有少部分的腦中風遺傳為「單基因」遺傳，這些疾病的特色就是有非常明顯的遺傳形式：顯性、隱性或性聯遺傳；例如「體顯性腦動脈血管病變合併皮質下腦梗塞及腦白質病變」（CADASIL），就是一個叫做Notch3基因突變所引起的。然而，絕大部分的腦中風為「多基因」遺傳；顧名思義，這類腦中風涉及多個基因一起作用，且每個基因只有微效累加的作用。另一方面，不像「單基因」遺傳是由單一基因突變決定腦中風發病與否；「多基因」遺傳的個別遺傳基因，對腦中風就沒有如此決定性的影響，這些不利的遺傳基因就如同高血壓、糖尿病等危險因子一樣，只會增加腦中風的機會。

Q06 心房顫動和腦中風有什麼關係？

急性腦中風病人一到急診，除了抽血和腦部電腦斷層之外，心電圖也是必要的檢查項目，住院之後，醫師會評估個別病人狀況，必要時會再進一步安排心臟超音波及24小時連續心電圖。為何腦中風病人需要檢查心臟呢？因為心房顫動和腦中風息息相關。

心房顫動病人是腦中風的高風險群

心房顫動是臨床上很常見的心律不整疾病，心臟忽快忽慢、不規則地跳動造成在心房處有血流漩渦，很容易形成血栓，血栓再隨著血液循環至腦部，導致腦血管阻塞便形成缺血性腦中風。

心房顫動病人的中風發生率是一般人的5倍以上，且心房顫動造成的腦中風，和其他原因造成的腦中風相比，常會造成較大範圍的腦梗塞，中風嚴重度較高、預後較差、死亡率也較高。因此在中風之前，及早發現心房顫動並使用抗血栓藥物預防中風，才是最重要的。

心房顫動可以是持續性或是陣發性，但即使是陣發性的心房顫動，一樣會增加腦中風的風險，不可不慎。心房顫動的病人可能會有暫時性心悸或胸悶的症狀，但經常是已經發生腦中風，才知道原來有心房顫動。比較麻煩的是，由於心房顫動可能是陣發性的，因此病人在醫院接受檢查時，不見得能夠發現，有時需要靠24小時心電圖，甚至不只一次的檢查，才能找到心房顫動的證據。

心房顫動與抗凝血劑

腦中風病人合併有心房顫動，就必須要使用抗凝血劑以降低再次中風的風險，而沒有腦中風的心房顫動病人，也必須由醫師評估血栓風險，視情況接受抗凝血劑，以預防腦中風或其他全身性栓塞。過去使用傳統抗凝血劑（warfarin），病人常因擔心出血副作用，或因必須頻繁回診抽血，而不想規則服藥；不過目前已有新型口服抗凝血劑，用藥方便、不需定期抽血監測，有較少的食物藥物交互作用，且出血風險較低，建議病人一定要定期回診接受規則治療，以預防再度中風。

Q07 睡眠呼吸中止和腦中風有什麼關係？

睡眠呼吸中止，顧名思義，就是指人類在睡眠中有呼吸中止的現象，又可分為中樞性的睡眠呼吸中止與阻塞性的睡眠呼吸中止。兩者差別在於，阻塞性的睡眠呼吸中止發生時仍有呼吸的動作，但是由於呼吸道阻塞，導致空氣無法進出肺部；至於中樞性的睡眠呼吸中止，則連呼吸的動作都消失。

睡眠中如發生呼吸中止的情形，病患的血氧會下降，自律神經系統會活躍起來，患者的睡眠就會由深變淺，甚至出現腦波醒覺的狀態，如此病患的睡眠無法持續維持在深睡期且常常中斷，因此無法得到復甦性的睡眠。由於阻塞性的睡眠呼吸中止較為常見，以下的討論就侷限於此，並簡稱為睡眠呼吸中止。

阻塞性睡眠呼吸中止的病因及症狀

此症發生大都是在中年以後，隨年紀增加，有此症的患者一般而言在體態上較為肥胖，脖子短且粗，男性頸圍大於43公分，女性大於38公分者屬高危險群。此外呼吸道結構性因素，如鼻中膈彎曲、扁桃腺肥大、下顎後縮或過小、舌根肥厚等，也會增加此症發生的可能。其他如腦中風患者若有影響到呼吸肌肉張力的話，也可能導致此一病症的發生。

有睡眠呼吸中止症的患者，常見的症狀可分為白天與晚上的不同症狀。患者由於夜間睡眠品質不佳，早晨醒來時容易有口乾舌燥與頭痛的現象，情緒容易焦躁不安、記憶力減退、白天出現嗜睡現象，生產力與職場表現下降，容易發生意外事件。由於這些症狀大都非特異性，其他的病症也容易有這些臨床表現，因此常常會被病患、家屬，甚至是醫療人員所忽略，不可不慎。

由於病人在夜間常有大聲且習慣性的打鼾，常常家人或另一半可觀察到呼吸暫停的現象，或者半夜患者會覺得呼吸困難，甚至有嗆醒的情形，夜間也會出現頻尿現象。需注意的是，由於頻尿出現在中年男性，常常會被誤認為是攝護腺肥大的症狀，因此臨床必須小心分辨並將此症列入鑑別診斷。

睡眠呼吸中止和腦中風的關係

除了以上的臨床症狀外，睡眠呼吸中止與許多的心血管疾病也有極高的共病性，例如高血壓、心臟衰竭、冠狀動脈疾病與腦中風，其中睡眠呼吸中止的患者，發生腦中風的機會可增加3~8倍之多；另一方面，腦中風患者有睡眠呼吸中止的比例可高達43~91%，因此腦中風患者更需要注意是否有此病症的存在。

目前醫學界認為，睡眠呼吸中止增加腦中風的可能機轉，包含了高血壓、代謝症候群、胰島素敏感性下降與糖尿病、脂質代謝異常、交感神經系統活性增強、發炎反應、血管內皮細胞功能異常，與凝血功能異常等等。睡眠呼吸中止如果被大家忽略了，那麼對於腦中風的防治將缺了重要的一環。

見微知著

腦中風的症狀

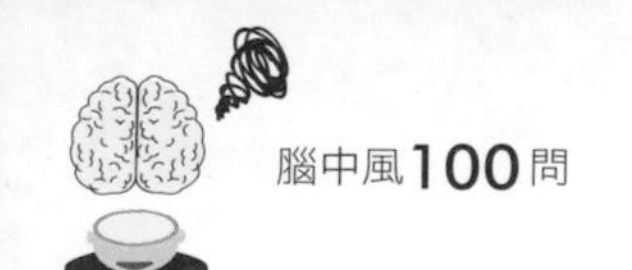

Q08 腦中風前有什麼預兆嗎？

中風前兆，臨床上稱為暫時性腦缺血發作（Transient Ischemic Attack，TIA），是動脈供應腦部的血液循環突然阻塞，使腦部對應部位的細胞突然短暫缺乏氧氣和養分，導致那個部位所司的功能暫時減退；一旦栓塞沖散或溶解，供血恢復正常，腦部的功能也會恢復。暫時性腦缺血發作大多只持續5～20分鐘，而且會在24小時內恢復，超過24小時就稱為腦中風。

暫時性腦缺血發作症狀持續時間雖短，仍可能使部分腦細胞因供血受阻而壞死，造成腦部的局部功能永久受損。這種傷害有時很微細，不明顯，患者本身可能不會察覺，必須經過專家仔細檢查才能確定。

暫時性腦缺血發作恢復後，並不表示危險性消失，如不即時接受妥善診療，仍可能會增加腦中風、心臟病發和死亡的危險性。有下列症狀就需及時就醫治療：

1.手腳或臉部突然發麻或無力，尤其是身體的單側。

2.突然感到困惑，口齒不清，或聽不懂別人的話。

3.單眼或雙眼視力突然模糊。

4.突然舉步困難，覺得昏眩，失去平衡或協調。

5.突然不明原因的頭痛欲裂。

暫時性腦缺血症狀，腦中風風險評估

計算項目	記1分	記2分
年紀	60歲以上	-
血壓	≧140/90mmHg	-
症狀	說話不清但無肢體無力	單側肢體無力
症狀持續時間	10-59分鐘	≧60分鐘
是否有糖尿病	有	無

各項分數加總

6-7分：48小時中風機率為8%（高危險群）
4-5分：48小時中風機率為4%（中危險群）
} 如果是中高危險群，建議盡早就醫檢查

0-3分：48小時中風機率為1%（低危險群）

Q09 之前都好好的，沒有什麼不舒服，為什麼會突然腦中風？

傳統的中醫常把發病很「快」的疾病稱為「風」，因為疾病的症狀來時如風，腦中風即是如此。腦中風的症狀經常是在幾分鐘之內急性發作，來得非常突然，可能是工作到一半就突然一側肢體無力、講話到一半就突然口齒不清，或是早上一起床就發現站不起來，而不是慢慢逐漸出現的，難怪大家總是會聞「風」色變。

腦部的重量只占全身的2%，但腦部所需的血流量卻占了全身的20%，可知腦部細胞時時刻刻皆需要足夠的血流量，才有足夠的氧和養分來維持腦部的活動。腦中風

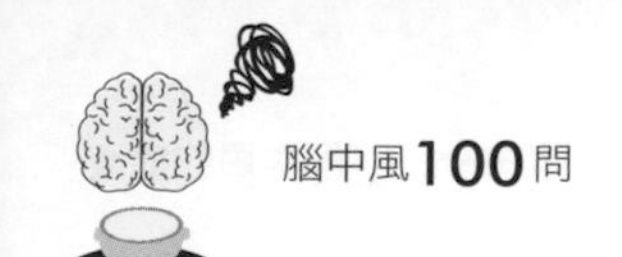

發作，是因為急性腦血管病變導致腦血流阻塞或血管破裂，若腦血流無法及時改善，在很短的時間內，局部腦部組織即會因血流障礙而死亡，進而造成腦部功能缺損的症狀。這就是為什麼腦中風的症狀總是來得又急又快，總讓人措手不及的原因。

腦中風時，腦血管是突然地阻塞或破裂。大部分的中風病人發病前是沒有前兆的，但腦中風的背後原因，例如腦血管病變或是腦中風危險因子，則可能存在已久，只是病人忽略或是沒有察覺。例如最常見的動脈粥狀硬化導致缺血性腦中風，病人可能已存在危險因子一段時間，例如高血糖、高血壓、高血脂、肥胖、抽菸等，腦血管的病變也已逐漸形成，但在沒有完全阻塞之前，病人很可能完全沒有症狀，或是僅有些許暫時或不嚴重的缺血症狀，例如頭暈、短暫性視力模糊等，使得病人並未提高警覺。因此，及早預防腦中風，定期健康檢查並將危險因子控制好，是非常重要的。

Q10 為什麼腦中風常發生在早上？

在我們的大腦深部有一個地方叫做下視丘，裡面有兩粒小小的神經核，負責支配人體內一天24小時的各種機能和運作，我們稱為「生物節律中樞」，管理我們的生理時鐘。由於生理時鐘的影響，很多疾病的發生都集中在一天當中的特定時段。

根據發表在美國知名《腦中風》（*Stroke*）雜誌的研究發現，**最容易發生腦中風的時間是在早上，特別是起床以後的兩個小時之內**，這項發現與過去認為腦中風和產痛、氣喘一樣，容易發生在半夜或凌晨的想法不盡相同。由於早上起床以後的這個時段，交感神經比較興奮，類固醇荷爾蒙的濃度增加，心跳和血壓也開始上升，同時經過一夜的睡眠，我們的血液在這個時刻也處於比較黏稠的狀態，以上諸多原因，都可能提高罹患腦中風的風險。

早晨防止中風的生活細節

所以老年人和容易罹患心血管疾病的族群，特別在冬天早上起床之後的兩個小時之內，一定要小心謹慎。可以先坐起來，在床上做做暖身的動作，然後慢慢轉身下床。如廁和盥洗的時候，一定要留意馬桶坐墊的溫度和水溫，解小便不要過於急促，解大便也不要過於用力。

吃早餐的時候，一定要攝取足夠的水分，但是不要喝太過冰冷的開水或飲料。在家中或庭院做些家事的時候，千萬不要突然出力或過度勞累。出門之前，即使只是要散步或運動，也要先量量血壓，並且注意室內和室外氣溫的變化，必要時多加件衣服，不要突然進行或從事過度激烈的運動。

很多腦中風的病人有失眠的困擾，若能保持規律的作息，適度到戶外走動，接觸晨光和大地，有助於體內生理時鐘的調整。過度依賴安眠藥物反而會壓抑腦神經細胞的活性，阻礙神經系統的恢復。此外，有不少腦中風的病人有憂鬱的傾向，如果能夠擁有親人和朋友構成良好的支持系統，必要時服用副作用較輕的抗憂鬱藥物，便能強化腦中風復健的成效。

由上可知，既然腦中風會看時辰找上我們，我們也要懂得看時辰來預防腦中風。如果不幸罹患腦中風，千萬不要因此氣餒，一樣還是可以看時辰，隨著宇宙氣象的作息來生活，學會老祖宗日出而作、日入而息的態度，不要違背體內生理時鐘的節律，避免變成一個睡眠不定時、飲食不定量的人，如此才可以保有健康的身心。

腦中風看時辰——注意早上起床後2小時內	
起床時	在床上先暖身，下床動作慢
早餐時	攝取足夠水分，不要喝太冰的水
做家事	不要突然用力，避免過度勞累
出門前	小心室外溫差，注意保暖

Q11 頭暈目眩、站不穩，我是不是中風了？

有許多病患因為突發性的頭暈目眩、站不穩而到醫院或急診求診，並擔心自己是不是中風了。這樣突如其來的眩暈症狀，的確常讓病人很緊張。其實，即使是很嚴重的眩暈，甚至合併噁心、嘔吐，也不一定是腦中風。例如掌管身體平衡感的器官，有內耳的前庭系統、腦幹、小腦，只要其中一個部分出現問題，就有可能引發眩暈。

周邊性暈眩vs.中樞性暈眩

眩暈大致上可分為兩種：「周邊性眩暈」也就是俗稱的內耳不平衡，常見的包括耳石症、前庭神經炎、梅尼爾氏症等；而「中樞性眩暈」是腦幹或小腦病變引起，可能是腦中風、腫瘤、發炎等，雖然病人占的比例較少，但這卻是最危險、也是大家最擔心的狀況。要診斷眩暈，必須依靠詳細的病史詢問、合併症狀、神經學檢查，甚至是配合腦部影像檢查，才能做出正確的診斷。

一般來說，「周邊性眩暈」通常較為嚴重，轉頭或姿勢變化會誘發眩暈，可能會合併聽力受損、耳鳴或是近期感冒，這類症狀在經過藥物治療後大多能獲得明顯改善。至於「中樞性眩暈」，無論姿勢為何，眩暈症狀較為持續，又由於影響中樞神經功能，可能會出現意識不清、複視、口齒不清、吞嚥困難、局部肢體無力或麻木等情形。

但臨床上也會出現小腦中風病人，單純只出現眩暈症狀，無其他局部神經症狀，有時與周邊性眩暈不容易區分。若是病人有高血壓、糖尿病、高血脂、抽菸等腦中風的危險因子，突然出現頭暈目眩、站不穩的現象，則要注意是否有合併其他神經功能症狀，並觀察用藥治療後的改善程度，要特別小心腦中風的可能性。

Q12 常覺得脖子緊，我快中風了嗎？

經常有病人至門診求診，抱怨長期脖子緊繃和痠痛，嚴重時會延伸至後腦勺，甚至是頭頂或兩側太陽穴，好像是血管塞住、血液太濃、血液流不上去腦部，覺得自己快要中風了！有時病人剛好測量到血壓高，或是抽血報告顯示高血脂，便更擔心自己脖子緊繃的症狀是腦中風的前兆！還會有許多人因為長期脖子緊繃，而去購買「通血路」、「清血油」的保健食品。

慢性脖子緊大部分與腦中風無關

事實上，高血壓和高血脂最常見的症狀，就是沒有症狀，即便病人有脖子緊繃的情形，通常也與高血壓和高血脂無關。而動脈粥狀硬化導致的頸動脈狹窄，絕大多數也是沒有症狀的，若頸動脈狹窄嚴重到導致腦部血流量降低，所表現出來的會是局部的神經症狀，例如視力模糊、一側手腳麻木、吞嚥困難、一側肢體無力等，並不會以頸部緊繃或疼痛為表現。

現代人的工作、娛樂、溝通，經常都依靠電腦或手機，許多人都成了「低頭族」；除此之外，需要長時間低頭工作的作業員或清潔人員等，因長時間姿勢不良，再加上休息時間不足，頸椎承受過度的壓力，導致頸部肌肉僵硬緊繃，甚至出現慢性筋膜炎或是頸椎退化性病變，症狀除了脖子外，還可能延伸至上背部或後腦勺。

病人有以上症狀時，經醫師評估後，可以服用消炎止痛藥物、熱敷、接受物理治療，更重要的是調整姿勢和作息，症狀才能獲得改善。另外要注意的是，民眾在接受肩頸按摩時，應盡量避免用力按摩或刮痧，因其可能誘使頸部大動脈血管壁剝離，或是血管內壁的動脈硬化斑塊脫落，形成栓子，進而造成腦中風。

留意突發性頸部疼痛伴隨局部神經症狀

雖然長期脖子緊繃和腦中風無關，但若是突發性的頸部疼痛，合併有頭暈、嘔吐、視力模糊、一側手腳麻木、吞嚥困難、一側肢體無力等症狀，便要即刻就醫，因為這樣的情況，有可能是頸動脈或脊椎動脈剝離所導致的腦中風。

Q13 耳鳴與腦血管疾病的關係？

耳鳴是相當惱人的問題，造成耳鳴的因素相當多，且許多個案並無法藉由各種檢查工具找到明確的病因。如果耳鳴的聲音屬於脈動性耳鳴，亦即耳鳴的聲音與心跳的頻率相符，則要考慮耳鳴的原因為特定的腦血管疾病。包括頸動脈嚴重狹窄（如管徑減少70%以上），導致局部血流速明顯增加且產生紊流現象，或者硬腦膜動靜脈瘻管，導致動脈血流因為血管阻力下降，而有明顯的血流量大增，此外，少數情形還包括頭頸部靜脈狹窄，或結構異常等因素。

上述的病因，目前都有相對應的明確檢查方式以及治療的建議。因此，如有脈動性耳鳴，應至神經內科門診就診，並接受相關的檢查，以釐清是否有導致耳鳴的腦血管疾病。

Q14 視力模糊與腦血管疾病的關係？

單側眼睛視覺黑朦

視覺系統有相當豐富的血管供應氧氣及養分，又因眼動脈是頸動脈的分支，因此，如果頸動脈有明顯狹窄，可能產生血栓跑到眼動脈，或者血液灌流不足導致視網膜的缺血。另外，心律不整的個案亦可能在心臟產生血栓，經由頸動脈跑到眼動脈及眼睛更末端血管。臨床上最常見的症狀，為急性的單側眼睛視覺黑朦（局部或全部模糊、黑影等），如有類似情形發生，應該盡速就醫，進行相關檢查及治療。

局部或半邊視野缺損

另外一個常見與腦血管疾病相關的視覺問題是偏盲，意思是局部或半邊的視野缺損。與前述的單眼黑朦不同，腦血管疾病引起視野缺損，是因為腦部的視覺區受到傷害，因此，兩側眼睛皆會有同樣位置的視野缺損；亦即，如果腦中風影響到右腦的視覺區，則左右兩隻眼睛皆會有左側的局部或半邊的視野缺損。但由於右眼的左側視野會由左眼的右側視野涵蓋，因此，如果沒有個別遮住一隻眼睛觀察檢測，容易被忽略掉。

臨床上如果有急性視野缺損，應該盡速就醫檢測是否單眼或雙眼皆有影響，並且醫師會根據評估結果，安排後續檢查釐清病因，以及給予相對應的處置。

防患未然

預防腦中風

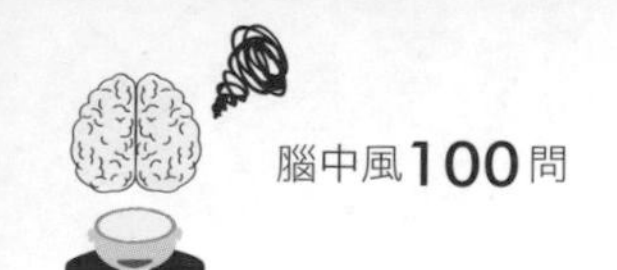

Q15 空汙是否會增加腦中風的風險？又該如何預防？

醫學研究指出，車輛廢氣為主的環境懸浮微粒，會增加缺血性腦中風的風險，這是美國哈佛大學附屬BIDMC醫學中心，分析美國波士頓地區1999~2008年間1700多名中風患者的研究發現。此項研究針對的空氣汙染，主要是關切PM2.5的影響，將腦中風的發病時機與每小時空汙指數交叉比對，發現**主要由車輛排放的黑碳與二氧化氮兩種物質，與中風的關聯性特別高**，因此，研判交通廢氣的管制將是減少空汙引起腦中風的重點工作。

PM2.5是粒徑不到2.5微米的細懸浮微粒，來源包括電廠、工廠、卡車、汽車及木材燃燒，PM2.5細懸浮微粒會深入肺部，也可能進入血液。PM2.5不只影響呼吸道、危害肺部健康，這些空氣汙染源可能使腦部損傷，提高中風機率。腦中風的發生與PM2.5引起身體發炎反應、造成白血球上升有關，長期暴露空汙環境，心臟及腦部血管都會受到影響。一般口罩無法阻絕空氣中的PM2.5細懸浮微粒侵襲，民眾若發現空氣品質達到紫爆程度，應盡量避免外出。

避免暴露空汙環境 預防腦中風

1.不要吸菸或盡量減少吸菸。

2.盡量不要或減少燒香、燒金紙。

3.減少煎、油炸、快炒等易冒煙的烹調方法。

4.心血管、腎臟病、洗腎病人、肺部疾病、老人、小孩、孕婦等族群應減少外出。

5.由戶外進入室內時，務必洗手、漱口、洗臉、鼻腔清潔。

6.多搭捷運、公車等大眾運輸以減少廢氣量。

7.戴口罩並且常更換。

8.空汙嚴重時，減少戶外運動或改成在室內運動。

Q16 工作壓力大或情緒起伏，是否會增加腦中風危險？

醫學研究指出，中年或老人家，在許多壓力、敵意與沮喪情境下，容易誘發腦中風。

這可以參考一項研究在全美6個城市裡，追蹤患有心血管疾病的6700位成年人，年齡分布於45~84歲間，其中有53%是女性，試圖找出心理因素如何影響慢性疾病。研究發現約10年期間，有147位中風、48位發生暫時性腦缺血。此研究針對慢性壓力、沮喪程度、憤怒與敵意的四個面向，判斷對人體所產生的影響，其中慢性壓力又進一步

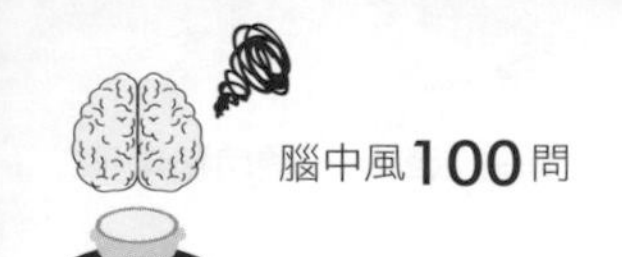

分成個人健康問題、受測者周遭的健康問題、工作或工作能力、財務狀況等類別，發現其與沮喪程度和敵意等情緒心理因素，將增加腦中風危險約2倍。

我們可推想，情緒壓力可能使血壓變得起伏不定，因而容易衝擊腦頸動脈內壁，可能使血管內硬化的斑塊破裂或脫落，在血管中產生急性血栓，引發腦中風。

Q17 可以刮痧、拔罐、按摩脖子嗎？要注意什麼？

刮痧、拔罐、按摩本身是很好的治療，只是若直接施加在血管上面，可能造成血管受傷、血管剝離，甚至血管阻塞或造成中風。頸部側面是4條供應腦血流的大血管，若要進行這些治療應避免直接在頸部側面。另外，頸部的整脊治療也必須謹慎為之，因為扭轉頸部的同時，血管也有可能因為扭轉而受傷。

Q18 喝酒活絡血路可以預防腦中風？

常常有民眾聽聞喝酒可預防心血管疾病、預防腦中風，便對酒精攝取毫無限制，以為喝越多越好，這真的是個誤會！

缺血性腦中風和喝酒之間的關係，呈現J形曲線，少量飲酒對於缺血性腦中風有些保護效果，但過量飲酒則大大增加缺血性腦中風的風險。目前證據顯示，每天少量飲用淡酒（100毫升酒精濃度小於10%之酒類），可以預防缺血性腦中風，但若飲用超過此數量，則可能增加高血壓、粥狀動脈硬化，以及腦中風的風險。酒精濃度越高的酒類越容易飲酒過量。

但是，少量飲酒對出血性腦中風是完全沒有好處的，任何程度的飲酒，都會增加出血性腦中風的風險。

即便少量飲酒有些許好處，但對於沒有喝酒習慣的民眾來說，並不需要為了預防腦中風而開始喝酒，而對於有喝酒習慣的民眾，仍必須要隨時提醒過量飲酒會帶來的害處。

Q19 想預防腦中風，菸抽少一點就好，可以嗎？

抽菸是非常重要的腦中風危險因子。和沒抽菸的人相比，有抽菸的人會增加2倍缺血性腦中風的風險，增加約3倍的蜘蛛網膜下腔出血的風險。吸菸量和腦中風風險成正比，也就是菸抽得越多，腦中風的風險越高。

抽菸對腦中風所造成的風險，來自於多重因素，包括血壓升高、增加血液黏稠度、加速血管壁動脈硬化及血栓的形成。**即使只是一根菸，也會造成心跳加速、血壓升高、降低血管彈性**，這和少量飲酒對腦中風有幫助的狀況，是完全不一樣的。值得注意的是，環境中的「二手菸」一樣會增加腦中風的風險。

為了預防腦中風或其他心血管疾病，強烈建議民眾戒菸，並避免二手菸的暴露。在成功戒菸之後，將可降低心血管疾病的風險，只是仍然無法降低風險到從未抽菸的程度。

有些病人，即使已經腦中風，但還是覺得戒掉長期的抽菸習慣是很困難的，總是能說出各種無法戒菸的理由。其實各大醫院都有戒菸門診，配合醫師指示，使用尼古丁替代藥物或其他戒菸藥物，配合病人本身的毅力，將會提高成功戒菸的機會。

Q20 天氣太冷或太熱，跟腦中風有關係嗎？

天氣寒冷時，腦血管容易收縮，血壓會偏高，若原本就有高血壓或是動脈硬化，則會增加腦中風的機會。若是氣溫起伏太大，例如冬天早上起床後未保暖，或是室內外溫差太大，除了可能因血管破裂導致出血性腦中風之外，腦血管的收縮和舒張也會造成血管壁的不穩定、動脈硬化斑塊破損或剝離，進而發生缺血性腦中風。

一般較熟知的是天氣寒冷時會增加腦中風的機會，但你可能不知道，其實天氣熱也可能會誘發腦中風。天氣熱時的血壓會較低，若沒有規則監測血壓，仍維持一樣的血壓藥物使用，有可能出現低血壓，而過低的血壓再加上腦血管狹窄，有可能出現腦部缺血的情況。此外，天氣熱時容易流汗，若沒有及時補充水分，容易造成脫水現象，使得血液黏稠度上升、血流緩慢、促使血栓形成，若病人動脈硬化情況嚴重，原本腦血管就有狹窄的問題，會加重腦部組織的缺血現象，就更有可能在天氣太熱時引發缺血性腦中風。

在冷、熱季節應注意的生活細節

冬天	夏天
1.注意保暖	1.避免在過熱環境下運動
2.避免溫差過大	2.及時補充水分
3.泡澡或泡溫泉時間不過長	3.空調溫度不過低
4.定期測量血壓	4.定期測量血壓

Q21 頸動脈超音波檢查與腦中風預防的關係？

根據台灣中風登錄資料發表在2010年《循環》（*Circulation*）期刊的結果顯示，約有10%的急性缺血性腦中風患者，有頸動脈明顯狹窄。頸動脈是連接心臟及主動脈到腦部最重要的血管。最常造成頸動脈狹窄的病因為粥狀動脈硬化，亦即與膽固醇相關的慢性血管病變；另外，包括頭頸部癌症接受放射治療10年以上、血管內壁出血引起頸動脈剝離，或者自體免疫疾病相關的血管炎等，雖然較少見，但也是導致頸動脈狹窄的重要原因。

頸動脈的血管直徑狹窄一旦超過50%以上，會顯著增加腦中風的發生機會。目前臨床上用來診斷頸動脈狹窄的檢查方式，包括頸動脈超音波、核磁共振血管攝影、電腦斷層血管攝影，以及侵入性的血管攝影。頸動脈超音波由於有非侵入性、無輻射、不需使用顯影劑、檢查靈敏度高等好處，目前被廣泛用來偵測頸動脈是否有明顯動脈硬化及狹窄的第一線工具。

早期診斷出頸動脈狹窄，除了藥物治療之外，亦可能使用介入性治療，如支架置放或開刀改善血管狹窄。

接受頸動脈超音波檢查的適應症

1. 急性腦中風或曾經罹患過腦中風。
2. 帶有高風險心血管危險因子。
3. 疑似腦中風相關症狀，例如突然發生的臉及肢體出現麻或無力、突然出現的意識混亂、表達或理解力異常、突然出現的視力障礙、突然出現的頭暈、行走及平行障礙、突然出現的不明原因頭痛。
4. 曾經接受頭頸部放射治療超過10年以上。
5. 脈動性耳鳴。

臨「微」不亂

腦中風的急性期治療

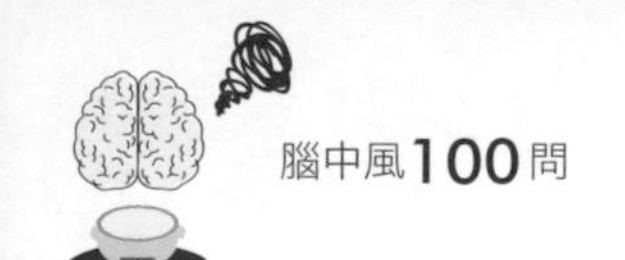

Q22 腦中風時求救的緊急電話號碼？送醫時應自行搭車或叫計程車或救護車？

急性腦中風的緊急救援，是跟時間賽跑的。以缺血性腦中風而言，因腦部動脈阻塞而使得腦組織受損，在周圍缺血較輕微的區塊，若是能越早將腦部血管打通，便能拯救越多的腦部組織；若缺血狀態持續，每延遲一分鐘，將會造成約200萬個腦細胞死亡。病患越早到達醫院，越能夠有機會接受靜脈血栓溶解劑，或是動脈機械取栓術治療，所以越早治療，預後越好。“Time is Brain”這句話即表達了「時間」是治療腦中風的關鍵。

許多急性腦中風病人，發現有腦中風症狀時，選擇在家裡先休息觀察，抑或到附近診所求診，或是自行前往離家最近、卻無法治療腦中風的醫院。以上的做法，都會延遲腦中風的救治。有許多腦中風病人，往往因為超過治療黃金期才到院，而無法接受靜脈血栓溶解劑治療。

當發現有人有急性發作的嘴角歪斜、口齒不清、半側肢體無力等症狀，應記下發作時間，並立即使用市內電話或行動電話，撥打緊急救護服務電話「119」；若在手機無sim卡或收訊不良時，只要手機還有電力，則可改撥打「112」，再透過語音導引轉接至「119」。在通話中，除須告知病患的年紀、症狀、所在地點之外，很重要的是必須告知腦中風症狀的「發作時間」，因為發作時間在評估腦中風緊急治療中，是非常重要的因素。

急性腦中風病人必須經由通報「119」，由救護車送往醫院之原因：

1.腦中風的救治是分秒必爭的，經由救護車將病人送往醫院，是最快速的方法。

2.消防局派遣中心在通話中評估傷患後，能透過電話線上指導在到院前的處置病患方法。此外救護車上也有專業的緊急救護員隨行，能在到院前給予基本評估和處置。

3.經由「119」緊急醫療救護系統，腦中風病人才能被送往正確的醫院，亦即有能力處置緊急腦中風病人的醫院，以便及時接受進一步評估和治療。如果自行送醫的醫院因設備或人力問題，無法治療腦中風病患而須轉診，反而可能錯過黃金治療時間。

腦中風徵兆四字口訣：「臨微不亂」爭取救腦黃金時間

「**臨**」時手腳軟	雙手平舉，觀察其中一隻手是否會無力而垂下來或無法舉起。
「**微**」笑也困難	微笑或是觀察面部表情，臉部表情是否對稱。
講話「**不**」清楚	說一句話，觀察是否清楚且完整。
別「**亂**」快送醫	當突然出現上述症狀，明確記下發作時間，立刻撥打119。

Q23 發生腦中風，在救護車來之前，我能做什麼？

1.先打電話給119，使病人能盡速送到醫院。記得要確認腦中風症狀發作的時間，尤其是腦中風剛發作3~4.5小時內的病患，要搶時間送達醫療單位，讓醫療人員評估血栓溶解治療的可能性和風險。

2.如果病患有意識障礙、肢體無力的症狀時，讓病人平躺，增加腦部血流循環，且避免跌倒。

3.如果有被自己口水嗆到、吞嚥困難的症狀時，讓病人側躺，肢體無力的那一邊朝上，例如左側肢體無力，就左側朝上躺，讓口水自然流出，避免吸入性肺炎。

4.如果可以，送病人到醫院的時候，把病人平時有在使用的藥物，一起帶上送至醫院。即使現在醫療院所，已經可以透過讀取病人的健保IC卡，知道其平時的用藥。

Q24 急性中風，以針刺手指放血有用嗎？

如果腦部發生阻塞的腦組織已經壞死，或腦中有血塊存在，放血有可能立即清除壞死的腦組織，進而立即再生新的組織嗎？以現代生理學觀點而論，是不可能的。由於尚缺乏實證上的研究，無法做客觀的評斷。常見的問題是一般人在第一時間，根本無法分辨到底是否中風，再者有時針刺引起疼痛刺激，使得血壓驟然升高反而不好，因此不建議這樣做。

Q25 腦中風病人被送到了急診，會做哪些檢查？

一、生命徵象評估

首先必須要評估病人的A（呼吸道）、B（呼吸）、C（循環），若有休克或呼吸衰竭，將給予緊急處置，穩定病人的生命徵象。

二、病史詢問

腦中風發作時間，會影響病人是否能接受靜脈血栓溶解劑，或動脈機械取栓術治療，因此醫師會再三確認發病時間，若無法確認發病時間，則會詢問病人最後還能正常活動的時間。除此之外，合併症狀、病程變化、疾病史、用藥史、過敏史，尤其是腦中風危險因子之相關疾病的治療狀況，以及目前抗血小板或抗凝血劑之使用。

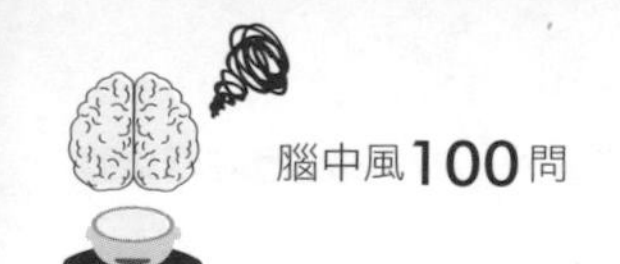

三、神經學檢查及使用NIHSS評估嚴重程度

腦中風病人會接受神經學檢查，包括評估病人的意識狀態、眼球運動、視野、臉部肌肉、肢體力量、感覺功能、小腦功能、語言功能等，評估病人是否為腦中風、腦中風的嚴重度，以及推測腦中風的病灶位置，並計算NIHSS（美國國衛院腦中風評估表）分數，以評估治療方式和作為病情追蹤之依據。

四、實驗室檢驗

一般腦中風病人的抽血檢驗項目，包括常規血液檢查、凝血功能、血糖、生化項目，以評估病患之生理狀態，是否有靜脈血栓溶解劑、動脈機械取栓術，或使用抗血栓藥物之禁忌症，並排除病患是否因為血糖太低或太高、電解質不平衡等，表現出類似腦中風的症狀，必要時會加上心肌酵素，以評估病患合併心肌梗塞的可能性。

五、十二導程心電圖

檢查腦中風病人是否有心律不整（尤其是心房顫動），或急性心肌梗塞。

六、腦部電腦斷層

腦部電腦斷層是腦部影像檢查中，最普遍也最能快速執行的項目，能評估是否為腦出血、是否有腦中風合併腦水腫的併發症、是否為腦腫瘤、腦部膿瘍等其他局部腦部病變，進而表現出類似腦中風的症狀。若為缺血性腦中風，在發作6小時內，腦部電腦斷層很有可能是正常的。若在需要評估病人是否合適接受動脈機械取栓術時，則需要再進行電腦斷層或核磁共振血管攝影檢查，判斷病人是否為腦部大血管阻塞。

Q26 想看是不是腦中風，要做電腦斷層還是核磁共振？

診斷腦中風，醫師除了需要知道症狀發生過程、病史、臨床神經學檢查、實驗室檢驗數據，還需要配合腦部影像檢查，才能藉此做出最正確的診斷，給予病人最適切的治療！

腦中風的影像檢查目的包括：

1.區分腦中風為腦出血或是腦梗塞。

2.腦中風的位置和範圍大小。

3.是否能接受靜脈血栓溶解劑、動脈機械取栓術等緊急處置。

4.是否需緊急外科手術。

5.腦部血管狀況。

以下分別敘述電腦斷層（CT）和核磁共振（MRI）對於腦中風評估的優缺點：

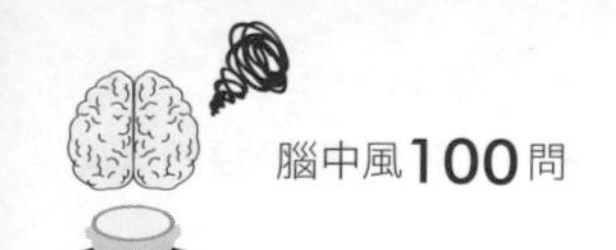

一、電腦斷層（CT）檢查

優點	電腦斷層是最普遍的腦部影像檢查，也是急性腦中風病患首先最需要接受的檢查項目，能快速且正確地區分腦中風為腦出血或是腦梗塞，亦可評估是否為腦腫瘤、腦積水等其他腦部病變。電腦斷層能在短時間內完成，協助醫師迅速決定腦中風病患之後續緊急處置，例如是否符合施打靜脈血栓溶解劑條件、是否為大片腦梗塞合併腦水腫、是否需要緊急手術等。
缺點	對於急性腦中風病患，電腦斷層最主要的目的為排除腦出血，但腦梗塞在發病後第一天，在電腦斷層上的變化並不明顯，無法單靠電腦斷層判斷腦梗塞的位置及範圍大小。當病人有陳舊性腦中風或其他原有的腦病變，評估是否有新發生的急性腦梗塞時會有困難和限制。此外，電腦斷層在後腦區域較容易出現干擾雜訊，評估腦幹和小腦的病灶時會受到影響。
其他	使用高階電腦斷層進行血管攝影及腦灌流影像時，須加打顯影劑，須注意病人是否有腎功能異常或過敏病史。

二、核磁共振（MRI）檢查

優點	核磁共振對於腦部組織的解析度比電腦斷層好，且不具放射線，是非常安全的影像檢查工具。應用在腦中風病患，核磁共振能夠清楚顯示腦中風的位置和範圍，也能協助判斷腦中風的發生時間，且不需要施打顯影劑便能進行血管攝影。對於一些電腦斷層應用在腦中風時有限制的情況，例如剛發生的腦梗塞、小梗塞，或是位於小腦或腦幹的腦梗塞，核磁共振也能清楚顯示出來。
缺點	檢查價格較昂貴，且因檢查時間長，不適合常規應用在急性腦中風之緊急處置，也不適合病況不穩定的病人，例如生命徵象不穩定、躁動等情況。
其他	裝有心臟節律器或其他金屬動脈夾子的患者，可能無法接受檢查。

Q27 醫生說我腦血管塞住了，能用什麼藥打通嗎？

缺血性腦中風，在血栓剛形成的幾個小時內，通常就是腦中風的症狀剛發生的3~4.5個小時內。此情形有機會在經過審慎評估後，施打靜脈血栓溶解劑治療，把剛塞住的腦血管給打通，讓腦部重新得到血液供應，減少腦細胞的死亡，改善腦中風的症狀。有接受到靜脈血栓溶解劑治療的病人，即使無法完全恢復，留下的失能症狀也比沒接受的病人輕微。

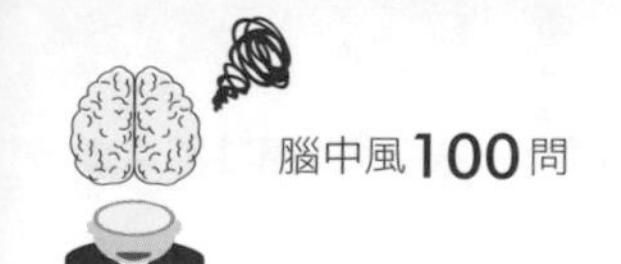

要提醒大家，不是每一個腦中風的病人都適合接受此項治療。最重要的是，病人必須在發現腦中風症狀後3~4.5小時內馬上送到醫療院所，並經由有經驗的醫師評估後實施，而非聽信流言，隨便接受「通血路」的無效針劑，反而有害身體。

急性腦中風的治療，除了靜脈血栓溶解劑治療，也包括了動脈機械取栓術，讓某些符合條件之病人的黃金治療期，擴展到8小時或更久。

Q28 缺血性腦中風能不能開刀治療？

對於任何腦部疾病，包括腦中風，病人或家屬常問的是，需不需要「剖腦」？開刀會不會好？

以出血性腦中風而言，部分病患可接受保守治療方式，控制血壓避免出血範圍擴大，待腦出血自行吸收；而有些病患的出血範圍較大，在醫師評估個別病患狀況後，可能需要接受血塊移除手術。

至於缺血性腦中風，腦組織受損的原因為供應腦部的血管阻塞，治療的重點在於打通腦部血管，以及避免血栓再度形成，而非開刀治療，且開刀取出已缺血死亡的腦組織也是無濟於事的；不過對於缺血性腦中風導致的併發症，開刀手術治療可能有所幫助。

大範圍的缺血性腦中風，在中風的急性期間可能會演變成腦水腫，缺血的範圍越大，腦水腫的機會就越高。腦水腫將會導致腦壓升高、神經症狀惡化甚至死亡，此時開刀手術的方式為「開顱減壓術」，目的為將頭骨打開，避免腦壓過高或是腫脹的腦組織壓迫腦幹。若是最常見的中大腦動脈阻塞導致的腦水腫，開顱減壓術可降低約50%死亡率。簡單地說，因大範圍缺血性腦中風合併腦水腫而進行手術是一種「救命」的手段，但對於因缺血而受損的腦組織，並無法因手術而恢復正常。

其他缺血性腦中風的併發症，包括大範圍小腦梗塞導致腦室壓迫及腦積水、缺血性腦中風合併出血性轉化，都可能需要手術治療以改善預後。

若因缺血性腦中風的各種併發症而導致病況惡化，醫師會評估腦中風病灶位置、病人年紀、手術及麻醉風險、預估手術後恢復狀況、單純藥物治療效果等，決定病人是否適合接受外科手術治療。

Q29 急性腦中風血壓控制的原則為何？

根據台灣中風登錄資料發表在2010年《循環》（*Circulation*）期刊的結果顯示，不論是急性缺血性腦中風或者出血性腦中風，有80%或更多的個案本身有高血壓的病史，再加上發生中風後的急性期，有相當多的因素會導致血壓升高，因此適度控制血壓，是很重要的急性中風治療。

缺血性腦中風由於是腦部血管阻塞造成腦組織缺血，通常前24或48小時內，除非血壓高到一定程度，如收縮壓220mmHg、舒張壓120mmHg以上，或者有特定的其他因素，如使用血栓溶解藥物、接受動脈血栓移除術，或併有急性心臟衰竭等，並不會例行使用降血壓藥物，免得因為血壓下降影響到腦部的血液灌流，導致中風惡化。

至於急性出血性腦中風，由於擔心急性再出血的風險，因此急性期血壓的控制原則較為嚴格，一般認為收縮壓不應該超過180mmHg、舒張壓不超過105mmHg，近年來有些研究甚至認為標準值更低一些，也許對於急性出血性腦中風個案更為適當。至於急性期過後，不論是腦缺血或者腦出血，血壓都應該逐步控制在正常的標準，以有效減少再發生中風的機會。

Q30 急性腦中風血糖控制的原則為何？

根據台灣中風登錄資料發表在2010年《循環》（*Circulation*）期刊的結果顯示，約有40%的急性腦中風患者有糖尿病。

由於急性腦中風本身也會導致血糖增高，因此，腦中風急性期血糖增高是常見的情形。另一方面，高血糖本身可能導致急性血管阻塞不容易再通，即便血管再通也容易出血，以及急性期容易發生二度中風，且可能讓腦神經細胞抵抗缺血，或者出血的傷害能力下降，導致永久的神經功能缺損。

相反地，血糖如果過低，更容易直接造成腦神經細胞的低血糖損傷。因此，急性腦中風應當適度控制血糖。目前急性腦中風的血糖控制目標是200mg/dl以下，且盡量避免低血糖的發生。

由於血糖會受到許多因素影響，為有效控制血糖，急性腦中風常會短期使用胰島素，並後續視情形轉換成口服降血糖藥物。另外，飲食控制及適度的活動，亦是急性腦中風穩定血糖的很重要因素。

Q31 急性腦中風血脂控制的原則為何？

根據台灣中風登錄資料發表在2010年《循環》（*Circulation*）期刊的結果顯示，約有50%的急性腦中風患者有高血脂，但當時這些個案出院時，接受血脂控制用藥的比例不到一半。由於高血脂是造成動脈硬化的最重要成因，這樣的結果顯示，台灣地區腦中風個案的血脂肪控制未盡理想。

史他汀（statin）藥物是控制血脂肪的最常用藥物，除了可以有效減低對於血管硬化有害的低密度膽固醇，也

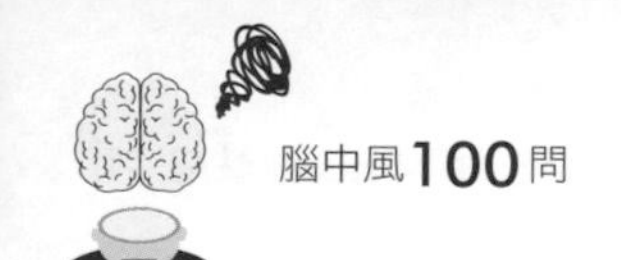

是有藥物相關的抑制發炎反應、改善血管內皮細胞、抗氧化作用等益處。雖然目前沒有明確的臨床試驗證明，急性腦中風使用史他汀可以有效改善中風預後，但因為減少低密度膽固醇，可以明確減少之後發生二次缺血性腦中風的機會，因此，目前的相關治療指引，都建議**缺血性腦中風個案如有高膽固醇，尤其是低密度膽固醇過高，應考慮及早使用史他汀（statin）藥物**。至於腦出血的個案控制血脂肪的目標及藥物使用時機，則仍未有定論。

必須強調的是，除了藥物以外，維持良好的運動習慣，以及飲食適度的控制，是最重要也是根本的血脂控制方法。

Q32 腦中風好幾次，如何判定有新的中風？

凡走過必留行跡。腦中風後，病人或多或少都會留下一些後遺症，例如言語表達困難、吞嚥困難、行動不便、感覺異常、大小便失禁，甚至意識障礙。每中風一次，腦部細胞便多死亡一些、腦部功能便再多喪失一部分。簡單地說，**如果新的症狀比最後一次中風穩定後的症狀還多，就可能是新一次的中風**。例如本來的手腳只是較無力，卻變成無法抬起；又如原本說話表達困難，卻變成不會說話或聽不懂。

腦中風的再復發率，據國外的資料顯示，每年的復發率約為5.1%（其中腦梗塞為2.8%、腦溢血為2.3%），3年約為8~13%，5年達20~37%。如果危險因子沒好好控制，10年內中風復發率將高達40%。

因中風患者多有多項中風危險因子，如血糖、血壓、心臟疾病、藥物及其他代謝性疾病，都會影響腦部的正常功能而誤以為是中風。另外，較常見的是天氣轉冷而使原本僵硬的肢體更難活動、頭暈或昏厥等症狀，也容易誤以為是新的中風發生。

總之，只要有新的、局部性的（如單側肢體乏力、複視、嘴歪等）症狀發生，應該馬上送醫做鑑別診斷及處理，以免延誤救治的時間。

Q33 腦中風會不會復發？危險期多長？

由於腦中風之後，大腦細胞會產生病變和發炎物質，進一步造成中風復發及併發症，這段過程就是所謂的中風危險期。

根據台灣健保資料庫的腦中風研究，由於台灣醫療的進步，各項中風預防藥物，例如降壓藥、降血脂藥物、糖尿病藥物以及抗血栓藥物的正確使用，再加上民眾意識提高，腦中風復發的風險，已由民國89年9.8%下降至民國100年7.5%。

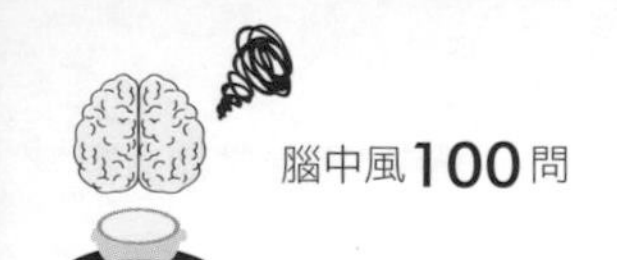

哪些病人較容易復發呢？根據研究，**腦中風嚴重度越高的病人，復發風險越高，而且腦中風復發的高峰期是在病發後的第一週**，尤其在第二至第五天的風險最高，一週之後風險逐漸下降。

有人可能會問：「平安度過第一週的人，是不是可以不需要吃預防中風的藥物？」2016年的一篇研究報告指出，在中風後兩週內服用藥物的人，平均減少42%的中風風險；而二週以後才開始吃藥的人，相較於不吃藥的人，長期仍可以減少55%中風風險。顯示長期而言，曾經腦中風的人仍然有較高的腦中風風險，因此必須終身服用預防腦中風的藥物。又根據該研究，中風後前6週，服用阿斯匹靈病人，中風復發的機會約15%；而沒有服用藥物的病人，中風復發的比率高達40%。因此一旦發生中風的症狀，應該在最快的時間內就醫接受治療。

Q34 腦中風有什麼併發症？該怎麼照顧腦中風病人？

一、腦水腫及腦壓升高的照顧方式

大範圍腦梗塞的患者，可能在中風後1至14天內出現腦水腫及腦壓升高的問題，導致中風症狀的惡化，故一般也將中風後2週視為「危險期」，此危險期的長短因中風範圍及種類而有差異。例如常見的心房顫動所造成的大腦中風，通常面積都很大，大腦腫脹之後會使腦壓上升，因此病人會顯得嗜睡，手腳無力的症狀更加惡化；而小血管病變所造成的腦中風，則較少有腦水腫的情形。

一旦發生腦水腫，我們有些方法可以來減低腦水腫的嚴重度：

1.降腦壓藥物的使用

醫師會根據病人的症狀及發病時程，來判斷腦水腫的嚴重度，使用並調整降腦壓藥物，其中較常使用的降腦壓藥物是Glycerol及Mannitol。Glycerol是一種含甘油和果糖的配合製劑，利用高滲透壓脫水的作用，及利用甘油為能量介入腦代謝過程中，間接促進代謝的改善，迅速使顱內壓下降、腦水腫消失及腦血流改善。Mannitol則有降低腦壓與縮小腦容量的作用、利尿，可改善因腦壓升高所導致的症狀。

2.照顧方式

（1） 抬高床頭30度。

（2） 側臥時應維持頸部的平直，避免頸靜脈因脖子或頸部轉動受壓迫，影響腦部血液回流。

（3） 維持體溫37.5℃以下。

（4） 急性期病人多臥床休息。

（5） 如果因翻身或拍背需搖低床頭時，時間不宜過久，盡量採集中護理。

（6） 維持病室安靜，讓患者保持情緒的平穩。

（7） 限制訪客探視時間，給患者充分的休息。

（8） 保持排便暢通，避免用力解便。

二、其他併發症的預防

1.預防感染

住院期間為避免感染而加重病情，除了醫護人員注意院內感染防治外，家屬也應該注意感染的預防。預防方法如下：

（1）接觸患者前、後應用肥皂洗手。
（2）需抽痰或有呼吸道感染的患者，家屬應配戴口罩。
（3）感冒或咳嗽的家屬，請戴口罩或回家休息。
（4）接觸及處理患者的大小便，應洗手或戴清潔手套。
（5）床單汙染時，隨時更換或至少一週更換一次。
（6）家屬與患者的水杯應分開使用。
（7）鼻胃管灌食用物應每次用後即清洗晾乾，放在乾淨器皿內。
（8）餵食的餐具應保持乾淨，注意食物的新鮮度。

2.預防壓瘡

腦中風患者因感覺較遲鈍，或因無法移動身體使得皮膚長時間受壓，造成組織缺乏營養及氧氣而壞死，形成壓瘡。預防方法如下：

（1）時常變更身體臥姿，如輪流仰臥、左右側臥。
（2）每2小時要協助翻身一次，予枕頭適當的支撐。
（3）保持皮膚清潔，避免潮濕和過度乾燥，可以塗擦潤滑劑。
（4）保持床單、衣服平整。
（5）骨頭突出處避免壓迫，需墊軟墊或使用氣墊床。
（6）避免用拖拉方式移動患者，應採抬高床單的方式。

（7） 補充足夠的營養。

（8） 每日於擦澡時觀察皮膚的完整性。

3.預防吸入性肺炎

腦中風患者因意識程度改變、嘔吐、吞嚥困難等因素，使食物或口腔分泌物吸入到氣管，造成肺部感染。預防方法如下：

（1） 吞嚥障礙患者，須由醫護人員先進行吞嚥評估。

（2） 醫護人員評估患者咀嚼及吞嚥能力後，可在監督下小口試喝開水。

（3） 進食時採坐姿。

（4） 採軟質稠狀的食物。

（5） 意識不清時，勿由口進食，並由醫師評估是否置入鼻胃管。

（6） 喉頭麻醉的病人（如：胃鏡檢查）應於檢查後1小時，試喝一小口水，若無嗆到的情形，才可進食。

（7） 維持口腔清潔。

（8） 鼻胃管灌食的病人，餵食時和餵食後1小時，床頭應維持45度。

（9） 灌食前應反抽評估殘留胃內容物之性質及量，若反抽物有咖啡色或紅色液體，應立即告知護理人員並暫停餵食；殘留內容物量應小於100CC。

（10） 灌食速度應緩慢進行，並評估是否有腹脹情形。

4.預防泌尿道感染

腦中風患者因肢體無力、癱瘓或是行動不便長期臥床，再加上水分補充不足且常合併排尿功能障礙，很容易導致泌尿道滋生細菌引發感染。另外，神經受損控制不良，導致無法自行排解尿液，而必須插上一條導尿管的患者，也較容易尿道感染。預防處置如下：

（1）盡量攝取大量水分，每日除三餐以外，額外攝取水分2000CC以淡化尿液（水分限制者除外）。

（2）若有尿意應趕快解尿，勿憋尿。

（3）補充富含維他命C的食物，如柑橘類水果、葡萄柚汁、藍莓汁、蔓越莓汁等。可以酸化尿液，預防細菌滋生。

（4）解尿或排便後用衛生紙擦拭時，應由前往後擦，以避免感染。

（5）臥床時，每日至少一次會陰沖洗。

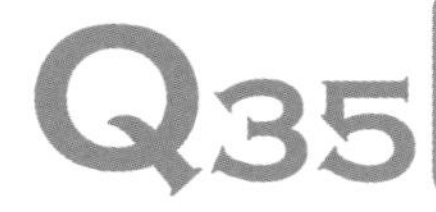

腦中風能治好嗎？

腦中風是因為腦血管疾病造成血液供應有問題，導致腦細胞死亡。**當腦細胞死亡便無法修復，所以最好的治療是防止腦中風的發生，那就是控制中風危險因子**。除了一些如基因、體質、年齡等無法改變的因素外，大多數的危險因子是可以藉改變生活方式、嚴格藥物控制而得到改善，其中主要包括：高血壓、糖尿病、心臟病、高血脂症、抽菸、喝酒和肥胖等。

至於急性腦梗塞發生時，3~4.5小時內可使用靜脈血栓溶解劑，及近年發展發作8小時內（甚至時間可以更延長）的動脈機械取栓術，可減低病患的後遺症。爭取時間是最主要的成功關鍵。

Q36 為什麼腦中風住院之後，症狀還會變差？

大家普遍都認為，病人到醫院經過治療之後，症狀應該都會獲得緩解，但腦中風的病程經常不是這樣盡如人意，即使給予標準且適當的治療，仍有一部分的腦中風病人會在住院期間症狀更嚴重，可能的原因如下：

一、腦中風惡化

腦中風在急性期的病況往往不穩定，當血管阻塞或出血的狀況持續進展，病人的臨床症狀就會隨之更嚴重，例如意識變差、說話更不清楚、肢體更無力等。對於出血性腦中風，可藉由積極控制血壓來預防再出血；但在缺血性腦中風，目前沒有明確有效的藥物可以預防和治療腦中風惡化，這樣的狀況經常會導致病人或家屬的不諒解。

二、腦中風早期復發

若發生腦中風早期復發，病人會因為又有新的血管阻塞或破裂，有更多的腦組織受損，而導致新的局部神經症狀。及早給予抗血栓藥物和積極控制危險因子，可以預防腦中風的復發。

三、缺血性腦中風併發出血性轉化

出血性轉化指的是在缺血性腦中風的梗塞區，因為血管再度灌流而導致的續發性出血。容易發生此現象的因素，有大片腦梗塞、難控制之高血壓、接受血栓溶解劑等，這是醫師治療缺血性腦中風病人很不願意見到的現象。當出血量較大時，可能會導致臨床症狀惡化，甚至需要開刀治療。

四、腦水腫

缺血性腦中風之後，缺血的腦組織會有水腫變化，當腦梗塞的範圍越大，腦水腫的程度就越嚴重。腦水腫會造成腦壓升高，甚至壓迫腦幹而有生命危險。

五、癲癇發作

當中風病灶越靠近大腦皮質，或是範圍越大，癲癇發作的機會就會增加。

六、其他併發症

包括肺炎或泌尿道感染、營養不良或電解質不平衡、急性譫妄、跌倒、腸胃道出血、心律不整或心肌梗塞、深層靜脈栓塞或肺栓塞等。

Q37 我能住院住多久？還沒完全好怎麼出院？

在腦中風的急性期，病人於急診接受一連串腦中風相關檢查，醫師會評估病人是否適合接受靜脈血栓溶解劑，或是動脈機械取栓術治療，之後再依據個別狀況，讓病人在急性一般病房，或加護病房繼續接受治療。

在腦中風急性期的住院治療過程中，醫師會安排檢查找出腦中風的危險因子或特殊病因，根據病人的生命徵象、抽血數據、病情變化等做藥物調整，也會安排復健治療以避免因肢體無力導致的併發症，例如關節攣縮、肌肉萎縮、褥瘡、感染等。在住院過程中，主要治療目標，是避免中風惡化、預防及治療併發症。

急性病房出院後仍需積極復健

經過急性期的治療，生命徵象及神經功能穩定後，醫師會安排病人由急性病房出院，大部分的病人在此時，仍會留有腦中風造成的局部神經功能缺損，症狀可能有吞嚥困難、口齒不清、肌肉無力、感覺異常、步態不穩。此時病人最需要的，是進入復健期，藉由積極的復健，以改善局部神經功能缺損並及早恢復功能。

復健期的復健模式，包括居家復健、門診復健、病房復健（急性後期照護計畫或慢性復健病房），依據病人不同的症狀嚴重度、復健意願、家庭狀況等，適合的復健模式也就不同。

神乎其技

腦中風的介入性治療

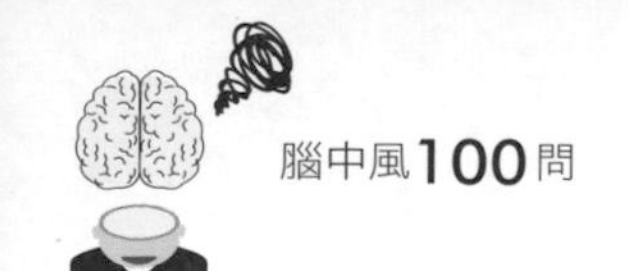

Q38 腦血管阻塞，能不能直接把血管打通？

自2002年起，台灣衛生署核准使用靜脈血栓溶解劑（rt-PA，Actilyse）治療發作3小時內之急性缺血性腦中風，至今已超過15年，rt-PA仍是目前唯一有效改善急性缺血性腦中風的藥物。然而，實際上能夠接受靜脈血栓溶解劑治療的缺血性腦中風病人，大約不到5%，主因為：

1.病人到院時經常已經超過黃金治療時間。

2.rt-PA有嚴格的收案和排除條件，以避免用藥之後的出血風險。例如使用抗凝血劑、3個月內中風病史、3個月內腸胃道潰瘍、10天內接受大手術等。

3.如果病人為大血管阻塞，如阻塞的位置在內頸動脈、中大腦動脈近端、脊椎動脈等，大約只有20%左右的血管再通率。

在2015年《新英格蘭醫學雜誌》（*NEJM*）雜誌陸續發表了5篇具指標性的研究結果，皆顯示對於大血管阻塞之腦中風病患，動脈機械取栓治療與單純使用靜脈血栓溶解劑相比，病人有較好的治療效果和預後，且不會增加出血風險，治療黃金時期更可拉長至8小時或以上。

所謂的動脈機械取栓治療，是從腹股溝做動脈穿刺，將導管經過頸部到達顱內，將取栓器材透過導管送到大血管阻塞的位置，用支架或抽吸的方式將血栓取出，是相當立竿見影的治療方式。不過，並非所有缺血性腦中風病人都適合這樣的方法，前提是先有腦部大血管的阻塞，經評估發作時間、身體狀況等條件，才適合接受此種治療。

急性缺血性腦中風治療方式

1.「靜脈」血栓溶解劑。

2.「動脈」機械取栓術。

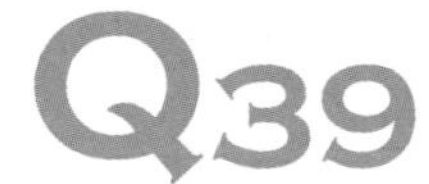

Q39 急性缺血性腦中風動脈機械取栓術的治療費用，會不會很貴？

取栓導管或支架費用大約落於15萬元左右，但健保署在民國105~106年已經通過由健保支付「顱內血管支架取栓裝置」之材料費，並於107年通過健保給付「急性缺血性腦中風機械取栓術」之手術費。但前提是病人需要由醫師評估適合此項治療，並符合健保給付條件。

病人接受機械取栓術的過程，從入院後評估到治療，需要跨科別團隊間的合作，相當要求時效性，術後也需要接續加護病房的治療及照顧，當中所耗費的成本相當高。但經過積極治療，能夠改善預後，減少因腦中風帶來的殘障和死亡，減輕病人、家庭、社會的長期負擔。

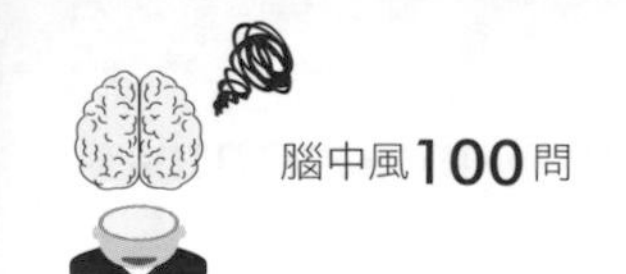

Q40 被診斷頸動脈狹窄，應如何治療？

頸動脈嚴重狹窄是造成缺血性腦中風的主因之一，因為頸動脈是供應腦部血流的重要通道，總頸動脈二分為內外頸動脈之後，內頸動脈在顱內更進一步分支為前及中大腦動脈，負責大腦前2/3的血液循環。頸動脈分支處是最常發生動脈硬化病變的位置，至於頸動脈阻塞的成因，主要是粥狀硬化斑塊沉積，導致血管內膜增厚，進而阻塞血管或形成血栓剝落，而造成腦部缺血引起中風。

頸動脈血管嚴重狹窄而發生腦中風者，分為兩個部分，其一是事前毫無預警，也就是沒有任何症狀而突然發生的，這些患者中有30~40%在4年內可能會因中風而死亡；另有一部分則會出現中風前兆的症狀，未來發生中風的機會更高。只要有嚴重頸動脈狹窄，其發生中風的機率，都較一般人高。在就醫檢查後，**若發現頸動脈狹窄達血管直徑的60%，此時就需要考慮做積極的治療以預防中風的發生。**

多數的血管疾病都需藉由影像學的檢查和臨床醫師的警覺，才能及早發現，因此影像檢查在頭頸部血管疾病中，扮演關鍵性角色。一般頸部超音波檢查，可以看出部分的血管狹窄及血流變化，但對於腦內或胸腔內血管較不易偵測；至於核磁共振或電腦斷層檢查，則看出絕大多數的頭頸部動脈狹窄，且較沒有侵襲性；最正確的診斷工具則是血管攝影檢查，缺點是較具侵犯性。

對於60歲以上的民眾，若有高血壓、糖尿病、抽菸、高血脂等危險因子，應在健康檢查中加入頭頸部血管超音波進行篩檢，發現異常時，再以核磁共振等檢查做更進一步確認，腦中風防治才是預防重於治療。

頸動脈狹窄在臨床上的症狀相當多樣，依照腦細胞缺血的部位、範圍和時間，有不同的表現和預後。輕微者可能以頭暈目眩、頭痛噁心、步態不穩來表現；較嚴重者則可能會暫時性腦缺血，而有一時的手腳麻痺、肢體無力、口舌不清或失語、視力模糊或半盲等症狀，甚至可能因為腦缺血而使細胞壞死，留下永久的神經學後遺症。

頸動脈狹窄的例行治療方式

一、無症狀頸動脈狹窄的治療

對於無症狀的嚴重頸動脈狹窄，以口服抗血小板藥物治療，並積極控制危險因子。

二、症狀性頸動脈狹窄的治療

1. 頸動脈內膜切除術（carotid endarterectomy，CEA），主要適應症包括：（1）症狀性頸動脈狹窄為60~69%，同時有較高的中風危險性及較低的手術風險；（2）症狀性頸動脈狹窄為70~99%，且目前神經症狀不嚴重。

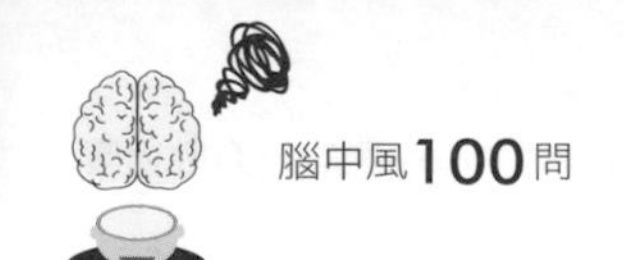

2.頸動脈成型術併支架置放（carotid artery angioplasty，CAS），主要適應症包括：（1）無法接受CEA治療的情況；（2）CEA治療後頸動脈再狹窄；（3）經放射治療造成之頸動脈狹窄；（4）合併有顱內遠端狹窄。

Q41 顱內動脈狹窄可以放支架嗎？

顱內動脈粥狀硬化是造成腦中風的重要因素，在亞洲族群的盛行率比歐美族群高。顱內動脈粥狀硬化會導致顱內動脈狹窄，病人發生腦中風的風險很高，發生腦中風之後也很容易再復發，因此必須要積極治療。

對於顱內動脈狹窄，必須要更嚴格地控制危險因子，若是發生缺血性腦中風合併同側顱內動脈狹窄，可考慮短期使用雙抗血小板藥物，以減少早期腦中風復發的風險。

對於顱內血管嚴重狹窄並且在積極藥物使用之下，仍然反覆中風的患者，醫師會評估顱內支架置放的可行性，可能的風險為管壁斑塊剝落導致遠端血管的阻塞、腦出血、血管剝離，目前健保對於顱內動脈狹窄並未開放支架置放。

Q42 造成血管狹窄的阻塞物，為何不能像造成急性腦中風的血栓一樣直接取出來？

腦血管管壁的狹窄，是由於經年累月慢慢堆積的脂肪沉澱物，形成粥狀硬化斑塊。它是原發於血管壁並且與血管壁緊密相連，不像血栓（不管是從心臟而來或者由血管腔原發）是位在血管腔內，所以粥狀硬化斑塊狹窄，無法像血栓一樣可以取出。

Q43 治療血管狹窄時撐開支架，阻塞的硬化斑塊會不會往上跑？

對於頭頸部動脈狹窄的患者，除了以藥物治療外，若是藥物控制效果不佳，也有機會可以和心臟血管一樣，置放血管支架預防血管阻塞。在治療血管狹窄時撐開支架，大約有5%機會動脈硬化的斑塊會掉落，可能會造成腦中風。但在頸動脈狹窄的案例中，有發展出一種像傘一樣的保護網，可以捕獲掉落的斑塊，做完後再把傘收起，拉出體外，掉落的斑塊也就會跟著移出體外，可以降低支架置放時，動脈硬化斑塊掉落的機會至1%。

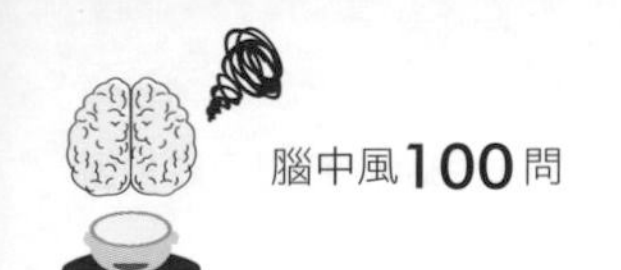

Q44 置放頸部或顱內支架後需不需要拿出來？

因為支架所用的金屬皆是可以長期置放在人體內的，所以不用拿出。另外血管壁會在3到6個月後，在支架的表面形成細胞內膜，就等同於一個新血管一樣。

Q45 腦動脈的支架和心臟支架有什麼差別？

通常心臟支架有塗藥與不塗藥的區別，研究文獻上顯示塗藥會讓再狹窄率降低、減緩內膜增生。腦血管的支架是由記憶金屬製成，是一種可以自己張開的支架，因此對於血管壁刺激較少，所以再狹窄機會較低。

對症下藥

腦中風的藥物治療

Q46 腦中風後要長期吃哪些藥？

許多病人誤以為腦中風之後繼續吃藥，應該是要越吃越好才對，當症狀不見進步就擅自停藥而改求另類療法，或是因為腦中風症狀恢復得不錯之後，就覺得疾病已經好了，不需要再吃藥，這都是錯誤的觀念。

以缺血性腦中風病人為例，病人在中風之後，應該要長期使用抗血栓的藥物，預防腦血管再次阻塞，避免造成再次中風。抗血栓藥物，包括抗血小板藥物（最常見的是阿斯匹靈）和抗凝血劑。適合哪一類或哪一種藥物，必須由醫師評估個別病患的病因、腦血管狀況、藥物副作用而定。

此外，腦中風的次級預防，很重要的就是控制危險因子，常見的包括有高血壓、高血糖、高血脂。醫師會開立長期用藥，將各種危險因子控制在合適標準之內，病人必須定期回診追蹤，聽從醫師的指示服藥，絕對不能擅自停藥。

腦中風的病程，為急性發作、階梯式下降，每次的腦中風發作，就會造成進一步的腦部組織受損，神經功能也會再走下坡。**避免腦中風復發，是藥物治療腦中風最重要的目標，因此必須長期服藥，使病程維持在最佳狀態，不再走下坡。**

Q47 為什麼吃藥都沒進步？

「醫生啊！為什麼我的父親吃了這麼久的藥，他的力氣都沒有進步呢？」這是大多數的病人以及家屬心中，長久以來不解的問題，甚至會想嘗試偏方或者健康食品，來改善病人的力量與功能。**中風後的功能進步需要靠長期有耐心的復健訓練，透過復健使沒有受傷的腦神經細胞重新產生鍵結，重新產生或取代失去的原有功能，病人癱瘓的肢體才能進步。使用藥物是為了適當地控制腦中風的危險因子，以避免腦中風復發。**

有一個觀念「最佳藥物治療」（best medical treatment），包括抗血栓藥物、控制血壓藥物以及控制膽固醇藥物，接受最佳藥物治療的病人，中風的復發風險最低。其他的危險因子包括糖尿病、高血脂、抽菸、肥胖、飲酒等危險因子也要適當地控制，才不至於發生心血管疾病或腦中風，而導致生活功能退步。

按時服用抗血栓藥物可減少約25%相對風險，血中低密度膽固醇濃度目標值應至少小於100mg/dl，糖化血色素目標值在行動不良的人可訂於8%，如功能尚可獨立生活，則糖化血色素目標值可訂在7%。至於高血壓的目標值也很重要，一般來說，收縮壓上限值可訂於140mmHg，而服用抗血小板藥物病人的收縮壓可訂於130mmHg；如果病人合併有腦血管嚴重狹窄，或降壓之

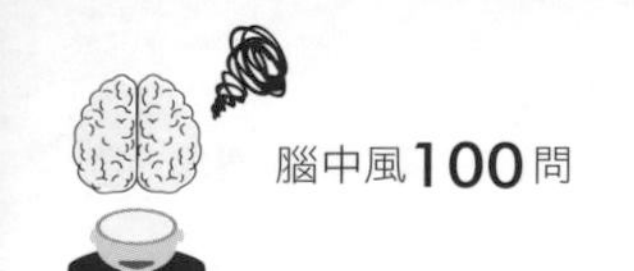

後產生暈眩或倦怠的情況，一定要跟醫師共同討論後，決定最適合個人的目標值。

Q48 我可以兩天吃一次阿斯匹靈嗎？

經常有病人詢問：「醫師啊，我是否可以兩天吃一次阿斯匹靈呢？」阿斯匹靈（Aspirin）的作用主要是抑制cyclooxygenase，使血小板無法生成thromboxane A2（TXA2）。TXA2有很強的血小板凝集與血管收縮的作用，當TXA2生成被抑制時，血小板的凝集也就被抑制。阿斯匹靈用於腦中風復發的預防，約可減少25%的相對風險。雖然阿斯匹靈也會些微增加出血性腦中風的風險，卻能顯著減少缺血性腦中風復發的風險，因此會帶來顯著的總體好處。

雖然在歐美的腦中風研究中，阿斯匹靈的劑量範圍很廣，每日50至325毫克，但比較不同劑量的研究卻發現，每日劑量不足75毫克的阿斯匹靈對腦中風復發率的影響，與安慰劑沒有差異；而劑量高於每日100毫克時有較多的出血事件。在亞洲，日本建議阿斯匹靈每日劑量為75~150毫克。

2016年台灣的腦中風治療指引，則建議使用阿斯匹靈每日75~100毫克來降低腦中風復發的機會。台灣醫療院所最常使用的阿斯匹靈劑量為每錠100毫克，另外坊間藥局也可買到每錠81毫克的阿斯匹靈。每日平均劑量100毫克以下的阿斯匹靈，半衰期大約2小時，隨著每日劑量增加，半衰期可達15至30小時，因此如果每兩天使用一錠100毫克阿斯匹靈，雖然平均劑量為每日50毫克，但是服藥間隔長達48小時，遠遠超過其半衰期，不足以應付預防心血管疾病的需求，因此仍建議每日服用75至100毫克的阿斯匹靈。

阿斯匹靈可能的副作用包括：延長出血時間（特別是每天喝3杯以上的酒精飲料，或是已有出血問題的患者）、腸胃道刺激（如腸胃道出血、活動性潰瘍）。雖然阿斯匹靈會提高胃腸道出血的風險，而且使用的劑量越高，風險越高，但是長期使用阿斯匹靈、每日劑量在325毫克以下的個案，每年發生嚴重胃腸道出血的風險僅有0.4%，雖然是不使用阿斯匹靈族群的2.5倍左右，但是有藥物可以預防和治療胃腸道出血，例如氫離子阻斷劑或者氫離子幫浦阻斷劑，所以民眾不需要過於擔心。接受標準治療，才能得到最大的好處。

Q49 吃預防中風的藥，胃不舒服，該如何處理？

中風過的患者比起一般民眾，再度中風的機率會高出9倍，因此預防再度中風就成為治療的首要之務，必須服用抗血小板藥物（缺血性腦中風病患）或是抗凝血劑（心房顫動類中風病患），來預防再度中風。研究顯示，一天一次服用抗血小板藥物，可以有效降低再中風的相對風險達到25%。

目前臨床上使用的藥物主要以阿斯匹靈（Aspirin）藥物為主，約有近20%的患者會抱怨腸胃不舒服，覺得「胃糟糟」或是「礙胃」的感覺，甚至偶而會因為胃出血送到急診室。Aspirin藥物的確會造成胃黏膜上缺血的變化，常見的副作用是腸胃道黏膜刺激，包括：胃灼熱、腸胃不適、潰瘍，甚至胃出血造成解黑便等。

由於臨床上無法分辨哪些人吃了這類藥物會容易出現腸胃症狀，多半是病患服用藥物後出現不適，跟醫生反映後才知道原來自己對Aspirin耐受不良。還好這些對Aspirin類藥物無法耐受的病人，還有別的抗血小板藥物可以使用，像是Clopidogrel、Cilostazol或Dipyridamole類的藥物。因此，患者或是家人，一定要注意服用Aspirin之後是否有出現腸胃不適的症狀，如果有類似耐受不良的症狀出現，一定要向醫師反映，千萬不要選擇忍受，否則發生腸胃道出血時可能會危及生命。

如果出現副作用，一定要與醫師討論、溝通，藥物副作用問題多半可以解決。舉例來說，空腹用藥較容易影響胃部，此時建議可以與醫師反映看看可否改成飯後用藥，或者醫師也可以開點胃藥，必要時，可以改換其他新型抗血小板藥物，很多方法可替代。民眾千萬不能擅自停藥，以免突然發生中風悲劇。

Q50 要拔牙或開刀時，要停止吃預防中風的藥嗎？要停吃多久？

「醫師！我下禮拜拔牙，這個藥還要吃嗎？」

「醫師！別科的醫師給我安排明天做胃鏡，藥要停嗎？」

「醫師！我下禮拜開刀，外科醫師說預防中風的藥要停吃，他請我來請教您，要從什麼時候開始停？」

這些是常見會被諮詢的問題，但卻不容易解決，到底該怎麼辦呢？需考量停藥之後造成再次中風的栓塞風險，以及不停藥時會面對的出血風險。

例如停不停用阿斯匹靈？這是個臨床上常遇到的兩難。阿斯匹靈是預防冠狀動脈心臟病和缺血性腦中風復發，最傳統也是最常用的藥物，它抑制血小板的活性，使之無法凝集，因此可以預防腦部及心臟血管的阻塞。阿斯匹靈所導致的血小板抗凝集作用是不可逆的，而血小板的生命周期約7天，這就是為什麼阿斯匹靈要停用7天的緣故。若血小板的抗凝集作用還存在，則血液不易凝固，可能導致手術時過量出血。

是否停用阿斯匹靈，需要考慮停藥的栓塞風險和手術的出血風險：

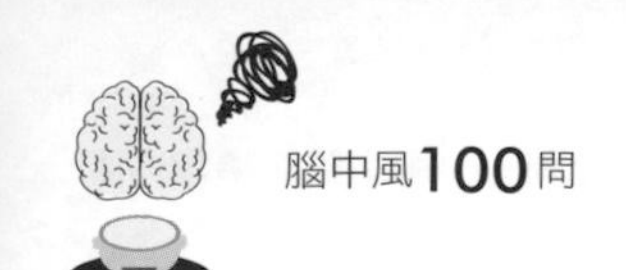

一、為了什麼疾病服用阿斯匹靈？停用後復發的風險如何？

如果是原發性預防中風，即原本就沒有心、腦血管疾病，則在手術前停藥的風險不大。對於次發性預防，即曾經有過有心、腦血管疾病的人，阿斯匹靈的效果並非百分之百，一般而言，它減少再度中風的機會約四分之一，而降低再度心肌梗塞的機率約三分之一。然而，如果因手術而短暫停用阿斯匹靈，則心、腦血管疾病的機會增加了約10%。

二、開何種刀？出血風險多高？

除了考慮手術對心臟負荷的風險，還需衡量手術可能的出血量。根據文獻，手術時服用阿斯匹靈的出血機率約增加50%。但越來越多的醫學文獻報導，對於出血少的手術，如白內障、腕隧道症候群、非拔牙的口腔處理等，阿斯匹靈並沒有明顯增加出血的機率。

以牙科來說，一般拔牙、根管治療，屬於低出血風險，「通常」不需要停藥，意思是停藥的好處沒有大於風險。但牙齒狀況千奇百怪，從一顆智齒要拔，到整口爛牙出血不止，沒有辦法一概而論，所以這邊提供的資料是「一般性」的說法，一定要經過牙醫的評估。

此外，像是大腸直腸鏡已經是健康檢查的項目之一，如果只是單純檢查性大腸直腸鏡，或所謂的篩檢性檢查，通常出血風險並不高；但如果發現息肉，尤其是大於1公分的息肉切除，出血風險就會比較高。

三、須視正在使用的抗血栓藥品決定停藥天數

抗血栓藥品種類很多，如果經過評估需要暫停，必須看病人的排除功能（通常是腎臟），決定停藥天數。如果使用的是抗血小板藥品，則評估後需要停藥仍須根據藥品種類決定。當遇到緊急的時候，例如不得不進行的手術或檢查，沒有辦法等到藥效退去時，這時候就需要逆轉藥效的工具了。

因此若您要進行外科手術或者是拔牙之前，需同時告知手術醫師和開藥醫師，針對您的手術類型、栓塞風險、出血風險、抗血小板藥物／抗凝血藥物種類，以及腎功能狀況進行評估，再來決定是否有必要停用抗凝血劑以及需停幾天的藥。停不停藥端看利益風險，必要時需跨專科討論。

常規手術出血風險分類	
非常低出血風險考量	表淺皮膚手術，例如表皮膿瘍切除、小傷口等 牙科手術，例如洗牙、拔牙、根管治療等 眼科手術，例如白內障或青光眼手術 內視鏡檢查（不含切片）
低出血風險考量	內視鏡檢查（含切片） 前列腺或膀胱切片 心導管檢查或心臟電生理檢查合併導管燒灼術 心臟節律器、去顫器置放手術 痔瘡手術 膽囊切除手術、腹部疝氣修補手術 關節鏡檢查
高出血風險考量	肝臟切片、腎臟切片 經尿道前列腺切除手術 半身脊椎麻醉、腰椎穿刺檢查 神經外科手術 心血管外科及胸腔外科手術 腹部手術 重大骨科手術

Q51 什麼情況會使用兩種抗血小板藥物來治療腦中風？

急性缺血性腦中風的病人住院，最令人擔心的就是腦中風的復發！若無抗血小板藥物的禁忌症（例如過敏、出血），即應給予阿斯匹靈（Aspirin）來預防早期的腦中風復發。無法使用阿斯匹靈或使用阿斯匹靈治療仍再中風的病人，可以考慮使用其他抗血小板藥物，例如保栓通（Clopidogrel）或普達錠（Cilostazol）。

對於急性缺血性腦中風的病人，什麼情況會使用兩種抗血小板藥物的合併治療呢？根據在中國進行的CHANCE研究，對於暫時性腦缺血或急性輕微缺血性腦中風（NIHSS≤3）的病人，可合併使用阿斯匹靈及保栓通3週、並考慮續用保栓通至3個月，可以減少腦中風的發生。

至於缺血性腦中風的次級預防，也就是長期使用抗血小板藥物來預防再次中風，阿斯匹靈仍是第一線用藥；針對顱內動脈狹窄達50~99%之病人，因再次中風的風險很高，可考慮合併使用阿斯匹靈及保栓通3個月。但別忘了，還是需要配合積極控制危險因子（高血壓、高血糖、高血脂）及生活型態調整。

要特別注意的是，藥物的使用並非都只有好處，長期合併使用阿斯匹靈及保栓通，可能會增加出血風險。即使大家都很擔心腦中風復發的風險，但並非所有病人都適合這樣的雙抗血小板藥物治療，醫師會綜合評估中風嚴重度、腦血管狹窄的程度、病人的出血風險等，提供給個別病人最適當的藥物治療。

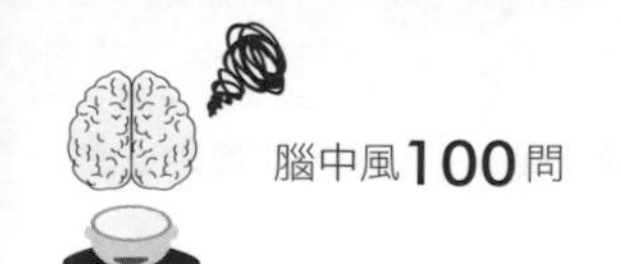

Q52 吃了抗血小板藥物還是中風，怎麼會這樣？

中風服用抗血小板藥物，大約可以降低20%再次中風的風險，但中風的危險因子很多，若再次中風，需要注意以下幾件事情：

1.**查找可治療的中風危險因子**：每次中風原因不盡相同，需仔細查找，若出現可治療的原因，如心臟血栓（可能須以抗凝血劑治療）或血管嚴重狹窄（可能須以血管內介入治療）等，可與醫師討論後續治療處置。

2.**血小板抗藥性**分為三個層面：一是未按時服藥，或有其他非血管粥狀動脈硬化之中風危險因子所造成；二是實驗室抽血檢驗血小板活性偏高；三是亞洲族群有20~30%患者具有抗血小板的基因。由於血小板活性與抗血小板基因，目前各家醫院大多無法檢驗，因此按時服藥的患者若仍發生再次中風，需仔細檢查並與醫師討論後續治療方向。

3.若中風原因仍然是粥狀動脈硬化，或未發現使用抗凝血劑或其他治療的適應症，則會維持血小板治療。醫師會依據病患的體質與耐受性來調整用藥。

Q53 定期打通血路的針有沒有效？

在腦中風門診中，經常會遇到阿公或阿嬤提及，他們會定期到某些特定的醫療院所，自費施打靜脈針劑，號稱可以疏通阻塞的腦血管並預防腦中風，收費金額從數百至數千元不等。這些老人家的子女無奈地述敘這些事件，顯得憂心忡忡，但老人家不聽勸阻，令家人束手無策，希望我能勸勸這些老人家，別施打這些奇奇怪怪的藥物，擔心這些不明的藥物會對他們造成傷害。

坊間院所的通血路藥物，不可不慎

這些醫療院所的「治療」行為是台灣獨有的特殊現象，不僅不能稱為醫療行為，應該說是一種詐騙行為。沒有任何證據顯示這些藥物可以改善病人的中風症狀，或減少腦中風的發生率，這些所謂「通血路」治療甚至可能造成出血，常用的藥物包括一些稀釋至低濃度的肝素、銀杏萃取液，或極低劑量的血栓溶解劑（urokinase）。這些接受「通血路」治療的老人家，經常表示打完針變得有精神，但實際接受腦血管的追蹤檢查，腦血管的阻塞程度並沒有因為施打這些藥物，而有任何改善。

基於安全考量，上述的藥物都有嚴謹的使用規範及適應症。過去二十年來的研究顯示，施打靜脈血栓溶解劑只能在缺血性腦中風的急性期使用，也就是病發後3~4.5

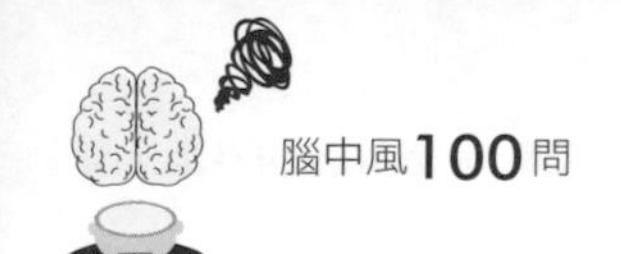

個小時以內施打，才能有效減輕中風的嚴重度；在慢性期的中風病人身上施打這些號稱通血路的藥物，並不會帶來好處，甚至可能造成潛在的腦血管瘤破裂而腦出血。這些不肖的醫療院所利用病人專業知識的缺乏來行騙，實在不可原諒。

Q54 心房顫動病人使用新型口服抗凝血劑，比傳統的抗凝血劑更好嗎？

依據學理和臨床證據顯示，抗凝血藥物有機會預防心房纖維顫動患者發生缺血性腦中風。

新型口服抗凝血藥物（new oral anticoagulants，NOACs），包括普栓達（Pradaxa，成分為dabigatran）、艾必克凝（Eliquis，成分為apixaban）、里先安（Lixiana，成分為edoxaban）、和拜瑞妥（Xarelto，成分為rivaroxaba）。Dabigatran屬於凝血酶的直接性抑制劑（direct thrombin inhibitors），而apixaban、edoxaban和rivaroxaban則屬於凝血因子Xa抑制劑。新型口服抗凝血藥物的抗凝血作用機轉專一，相較於華法林（warfarin）成分的傳統口服抗凝血劑，可大幅降低出血風險，且預防腦中風效果不亞於傳統抗凝血劑，甚至效果更好。新型口服抗凝血劑效果穩定，不須定期抽血追蹤凝血功能與調整藥量，使用固定劑量，可維持穩定的藥物血中濃度。此外，新型口服抗凝血劑幾乎沒有食物交互作用，亦不受高維生素K含量食物的影響，因此在飲食上較沒有限制。

臨床上warfarin有些使用限制，包括：治療濃度範圍狹窄、需要定期監控凝血功能INR做為劑量調整依據、與許多藥物或食物有交互作用、藥效起始時間緩慢等。由於維生素K會影響warfarin的藥效，建議不要自行增減含多量維生素K食物，例如綠茶、醃燻豬肉、肝臟、綠葉蔬菜及花椰菜等的食用量。而部分食物或當歸、人參、銀杏等中草藥可能具有抗凝血作用，服藥期間應謹慎食用。

然而，下列情形之族群不適用新型口服抗凝血劑，包括：曾接受人工心臟瓣膜置換手術，或有嚴重瓣膜疾病的病人，及嚴重的腎功能不全或肝功能不全的病人。

Q55 高血壓的藥可不可以有高才吃？

服用降血壓藥物可讓血壓降低到正常範圍，同時減少身體的不適及傷害器官的可能性。血壓藥一定要持續、規律地服用，藥效才會穩定，如果因為血壓暫時降下來就停止服藥，不但會增加醫師調整藥物的難度，也可能讓血壓起伏更大，反而容易引發不舒服或其他副作用。目前降血壓藥都屬於長效型，若當天沒服藥但血壓數值卻正常，很可能是前幾天服用的血壓藥藥效還有作用，若誤以為自己身體狀況好轉而驟然停藥，很有可能發生危險。

高血壓被稱為「無聲殺手」，除非是血壓升高很多，才可能會出現頭暈、喘、胸悶的症狀，甚至是因不舒服如發燒等疾病所造成的高血壓，否則一般單純的輕度、中度高血壓並不會有特別的症狀，所以提醒大家**絕對不能因為沒有不舒服的症狀就自行停藥**。

高血壓患者必須每天規律服藥，因此若出現血壓偏低，可以適度調整用藥，以「減藥」的方式來改善血壓偏低的狀態。服用高血壓藥的重點是「定時定量」，至於時間是早是晚，和血壓控制並沒有絕對關係；不過，如果患者本身血壓容易在特定時間偏高，可以與醫師討論是否調整用藥時間。

Q56 我一定要吃降膽固醇的藥嗎？

由於腦中風病人是發生二度中風和心肌梗塞的高危險族群，目前國內外治療指引皆建議，腦中風病人應該要使用降膽固醇的藥物，來減少心血管事件的發生率。而且大部分的治療指引建議應該依據每個人的風險程度，訂定膽固醇目標值。

至於治療之後達到目標值後，可否停止使用降膽固醇藥物，目前沒有定論。主要的爭論點在於，降膽固醇藥物除了降膽固醇的效用外，是否可以透過其他的機轉，減少腦中風或其他心血管疾病的發生率？過低的膽固醇是否會造成副作用？

由於血管粥狀動脈硬化是危險因子所造成，例如高血糖、高血壓和高血脂等造成血管壁的發炎反應（例如巨噬細胞吞噬膽固醇後形成泡沫細胞），進一步造成粥狀動脈硬化斑塊，而降膽固醇的藥物（史他汀類，statin）在動物研究及人體試驗中，顯示可以減少發炎反應。部分人體試驗也發現，達成同樣膽固醇目標值的兩個族群，使用降血脂膽固醇藥物（史他汀類）的族群，會有較低的心血管疾病發生率，但也有部分的研究顯示經過統計校正後，兩組的發生率沒有差異；因此，史他汀類藥物是否有所謂多效性（pleiotropic effect），需要進一步的研究。

2014年美國腦中風治療指引指出，如缺血性腦中風病人的低密度膽固醇大於或等於100mg/dl，應該使用降膽固醇藥物（史他汀類）治療，而且研究指出，低密度膽固醇越低的個案，缺血性腦中風復發的風險越低。2016年歐洲治療指引進一步指出，腦中風個案應視為高風險個案，低密度膽固醇目標值應設於70mg/dl；在某些極度高風險的個案，例如低密度膽固醇低於70mg/dl卻仍然發生中風，可將目標值調整至55mg/dl。但要注意的是史他汀類藥物也會有副作用，例如肝指數上升和肌肉痠痛等問題。低密度膽固醇目標值因人而異，必須考量其他的因子，例如血壓控制是否良好，或是否曾經有腦出血的病史，必須與醫師詳細討論之後再決定。

至於服用藥物後已達目標值是否可以考慮停藥？有研究指出中風前曾服用他汀類藥物的病人，其中風嚴重度較低，且恢復較好；因此在服用史他汀類藥物沒有顯著副作用的前提下，**當低密度膽固醇目標值達成後，不建議貿然停藥**，建議可與醫師討論是否調整史他汀類藥物劑量，並且定期追蹤膽固醇是否保持在良好的數值。

Q57 我可以合併使用中藥嗎？

經常有病人對醫師說：「過去就醫3個月，我沒有使用抗血栓的藥物，因為想要嘗試中藥，又擔心合併中藥與西藥可能會有副作用。」國人普遍地認為中藥較西藥安全、副作用較少，即使誤食或吃多了也不易傷身。但是中藥畢竟也是藥品，其中也有不少是含有劇毒的，因此正確使用中藥才是避免藥物副作用的不二法門。

近年由於養生觀念逐漸抬頭，腦中風病人使用中藥的比例逐年增高，因此經常衍生出是否要併用中藥與西藥的掙扎。其實中西藥合併使用是一個很複雜的問題，牽涉到藥物動力學和藥效學，根據中西藥藥理學原理，可歸納為底下幾個原則：

一、大部分的中西藥不要同時服用，至少錯開時間約2~3小時。

二、少數的中藥跟西藥合併使用，會增加抗血栓療效，甚至引發副作用：

1.白芷、大茴香、阿魏、當歸等會加強抗凝血劑（warfarin）的療效，可能造成出血。

2.丹參、薑黃、黃耆、蒲公英、丁香、紅花、莪朮、延胡索、黃芩、山楂，則會增加抗血小板藥物的療效，進而造成出血。

3.當歸會增加降血壓藥物療效，可能造成血壓過低而頭暈；萹蓄、澤瀉、白茅根、夏枯草、金錢草及牛膝等，與保鉀利尿劑併用會造成高血鉀，可能導致感覺異常或心律不整；甘草與利尿劑併用可能造成低血鉀，產生四肢麻痺及手足抽搐。

4.含人參、甘草或鹿茸等成分之中成藥（如十全大補湯、四君子湯或補中益氣湯等），會降低降血糖藥物的療效，使血糖上升，產生口渴、多尿、疲倦、虛弱無力、噁心、嘔吐、呼吸加速或脫水等症狀。

因此，如計畫併用中藥與西藥時，應由專業的中醫師評估後再使用。中西藥併用的目的，是在可耐受的副作用下，提高療效；盲目地併用可能互相干擾療效，甚至產生嚴重的副作用。

常見中西藥合併使用之影響

西藥	中藥	併服之影響
抗凝血劑（Heparin. Warfarin）、纖維蛋白分解劑（Tirofiban）	白芷、大茴香、阿魏、當歸	增加出血風險
抗凝血劑（Heparin. Warfarin）、抗血小板劑（Aspirin. Clopidogrel）、纖維蛋白質分解劑（如Tirofiban）	丹參、薑黃、黃耆、蒲公英、丁香、紅花、莪朮、延胡索、黃芩、山楂	增加出血風險
降血壓藥	當歸	增強降血壓藥效
保鉀利尿劑（Amiloride. Spironolactone）	萹蓄、澤瀉、白茅根、夏枯草、金錢草、牛膝	易致高血鉀，可能產生下肢感覺異常、心律不整、呼吸困難
利尿劑（Diuretics）	甘草	易致低血鉀，可能產生四肢麻痺、手足抽搐

常見中西藥合併使用之影響

西藥	中藥	併服之影響
降血壓藥	麻黃、麻黃湯、麻杏石甘湯、大青龍湯、葛根湯	降低降血壓藥效
降血糖藥	含人參、甘草或鹿茸等成分之中成藥（如十全大補湯、四君子湯或補中益氣湯等）	降低降血糖藥效，使血糖上升，可能產生口渴、多尿、疲倦、虛弱無力、噁心、嘔吐、呼吸加速、脫水
洋地黃類（Digitoxin. Digoxin）	六神丸中含有蟾酥	洋地黃中毒，易引起心律不整

Part 7

處變不驚

出血性腦中風

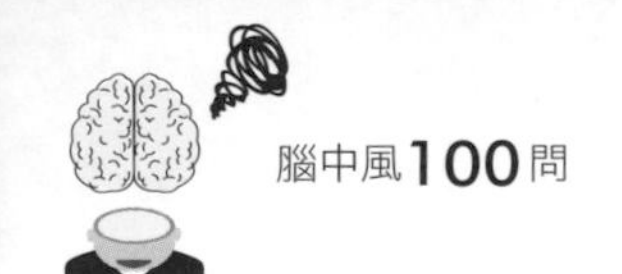

Q58 出血性腦中風、自發性腦出血及腦溢血是什麼？傻傻分不清？

一般來說，坊間聽聞的出血性腦中風、腦溢血，都是在講自發性腦出血。自發性腦出血主要原因為長期的高血壓，而東方人及黑人較白種人的發生率高。近年來台灣地區隨著醫療進步，血壓獲得良好的控制，腦出血的比率已逐年下降，目前35歲以上每10萬人口每年約有73人，占所有中風患者約20%，但其死亡率則較腦梗塞高出許多，發病一個月內的死亡率約30%。

出血性腦中風的症狀與診斷

1. 臨床症狀：除了突發的局部神經症狀，常合併有頭痛（40%）、噁心嘔吐（35%）、血壓偏高（87%）、意識障礙（50%），少數會有癲癇發作現象（6.1%）。約35%的病人早期症狀有惡化的現象，亦即發作6小時內持續出血使得血塊擴大。
2. 單由臨床表現很難準確區分出腦出血或腦梗塞，而電腦斷層（CT）是最快速能夠區分腦出血或腦梗塞的主要檢查。核磁共振造影（MRI）對某些腦出血病患的病因探討會有所幫助。
3. 年長的高血壓病患，典型腦出血位於基底核、視丘、小腦或橋腦，除非懷疑有特殊的腦血管病變，否則大多不需做腦血管攝影檢查。年輕、無高血壓病史或無其他腦出血危險因素之患者，在病情需要時，可做血管攝影以探查病因。

4. 一般生化檢查、血液常規、凝血功能、電解質、心電圖、胸部X光亦應列為常規檢查。

Q59 出血性腦中風的常見原因為何？

急性腦出血約占所有急性中風個案的15~20%，雖然發生率較缺血性腦中風低，但中風的嚴重程度以及死亡率，都比缺血性腦中風個案高。

根據臺大醫院腦中風登錄資料發表在2014年《腦中風》（*Stroke*）期刊的結果顯示，急性腦內出血個案有超過50%以上與高血壓直接相關；另外，約10~15%的個案可能與腦部類澱粉沉積血管病變有關。其他原因包括腦血管畸形（如動靜脈畸形、海綿竇血管瘤、動脈瘤等）、腦部腫瘤（轉移或原發性）。此外，患有容易出血傾向的疾病，如肝腎衰竭、血液腫瘤疾病，或使用抗血栓藥物，也是造成急性腦出血的重要病因。至於，本身有容易出血傾向的疾病，與腦部類澱粉沉積血管病變，是上述原因裡面最容易產生二度腦出血的病因。

Q60 出血性腦中風好發在腦部哪些區域？

出血性腦中風又稱為自發性腦出血，常見的位置和臨床症狀如下：

1.基底核（Basal ganglia）：約50%，症狀可能有頭痛、對側肢體偏癱、口齒不清。

2.丘腦（Thalamus）：約15%，症狀可能頭痛或伴隨對側肢體感覺喪失、對側肢體偏癱（影響到內囊）。如果出血延伸到腦幹還會有眼震以及瞳孔變化；若是有壓迫到腦脊髓液循環的路徑，也會造成水腦症。

3.橋腦（Pons）：約10~15%，此部位出血，將會導致意識喪失、四肢癱瘓、呼吸衰竭、瞳孔變化，甚至死亡。

4.小腦（Cerebellum）：約10%，壓迫第四腦室及腦幹可能會導致水腦症、意識改變、顏面癱瘓、昏迷甚至死亡。

5.大腦白質（Cerebral white matter）：約10~20%，症狀與出血的位置有關。根據出血位置不同可能會有肢體無力、感覺異常、失語症、視野偏盲或意識改變等。

Q61 出血性腦中風一定要開刀嗎？

一、決定外科療法前需要考慮

1.血塊之大小：在大腦內之血塊超過30CC以上時，可能因腫塊效應壓迫腦幹功能而造成死亡，此時應考慮以手術移除血塊。

2.血塊之位置：位於大腦白質與小腦之血塊，移除效果最好；其次為基底核位置，出血若超過30CC以上，可考慮手術治療；位於視丘及腦幹部位之血塊則不適合手術。

3.昏迷指數：昏迷指數13到15分，可考慮施予內科治療併神經功能嚴密觀察；5至13分之間，可根據病情考慮手術方式；4分以下者不適合手術。

4.年紀：80歲以上手術風險較高。

5.病人之情況：內科疾病複雜之病人，施行手術風險較高。

二、出血性腦中風的手術方式

1.傳統手術

依血塊之位置，同時考量大腦神經功能區域，盡量避免破壞重要神經功能區域，將血塊移除並止血，避免手術後再出血。

2.立體定位吸除法

使用立體導航系統定位，利用血塊抽吸器插入血塊之中心點，將血塊清除。優點為對大腦之破壞較小，減緩血塊造成之效應，但缺點為不能止血且無法完全清除血塊。

Q62 出血性腦中風的非手術治療方式為何？

急性腦出血導致神經學功能缺損的最主要成因，為血塊擠壓破壞正常的腦組織，但目前利用外科手術方式移除血塊的時機及適應症，仍未有明確共識。

至於**非手術的內科治療最重要的是積極控制血壓**。過去的研究顯示，血壓控制是最有效減低急性期二次出血機率的治療。另外，密切評估意識和其他生命徵象，可以及早發現病情的惡化；其他如給予適度輸液及營養分、控制血糖、必要時使用高滲透壓溶液，減低出血後的腦水腫與腦壓增高，也是重要的急性腦出血治療。

在病情穩定之後，適度地復健也是很重要的改善功能性預後的步驟。

Q63 出血性腦中風的後遺症是什麼？

依據腦出血病灶位置、病灶大小、病患年紀和身體狀況之不同，其預後及後遺症也不盡相同。出血性腦中風在一個月內的死亡率高達30%，若無死亡，則可能併發之後遺症如下：

1.肢體功能障礙

一側肢體肌力減退或完全不能活動，常伴有同側肢體的感覺障礙，如冷熱不知、疼痛不覺等。

2.言語功能障礙

「運動性失語」的表現為病人能聽懂別人的話語，但不能表達自己的意思；「感覺性失語」則沒有語言表達障礙，但聽不懂別人的話，也聽不懂自己所說的話，表現為答非所問、自說自話。

3.認知障礙和精神症狀

較大範圍或多次復發的腦出血，可能留有精神和認知障礙，如記憶力減退、癡呆、注意力不集中、人格改變、抑鬱寡歡、精神萎靡、易激動等。

4.吞嚥功能障礙

5.視野缺損

Q64 如何預防出血性腦中風？

談到出血性腦中風的預防，必須先對此疾病的風險因子有所了解。根據美國腦中風協會對出血性腦中風的建議治療準則，高血壓、年齡、抗凝血藥物的使用是出血性腦中風最重要的風險因子，因此在預防上必須有嚴格的血壓控制（收縮壓<130mmHg，舒張壓<80mmHg）。

常見的抗血栓藥物（抗血小板藥物、抗凝血劑）是針對腦梗塞及心血管疾病的預防用藥，必須在醫師監督下使用並定期追蹤凝血功能，假如已發生出血性腦中風，抗凝血藥物建議停藥至少4週，何時恢復用藥須經醫師審慎評估。此外生活習慣的調整，也能一定程度地降低發生率，如減少飲酒、避免抽菸及迷幻藥物的使用；若本身患有睡眠呼吸中止症，建議積極治療。

Q65 什麼是蛛網膜下腔出血？要怎麼發現？

自發性蛛網膜下腔出血占所有的腦中風約5~10%，而最常造成其發生的原因為顱內動脈瘤破裂，占所有非創傷引起的蛛網膜下腔出血約80%，其他原因包含血管畸形或血管炎等。

蛛網膜下腔出血症狀主要為頭痛，這種頭痛的特點為突然發生、彷彿此生發生過最劇烈的頭痛，且從發生至最痛的時間非常快（通常在幾秒鐘之內），因此被稱為雷擊性頭痛。少部分的病人（約10~40%）在動脈瘤破裂前的2~8週會有輕微頭痛，稱為警告式頭痛（warning headache）或哨兵型頭痛（sentinel headache），**其他相關症狀則包含噁心、嘔吐、畏光、頸部僵直、局部神經學缺陷或意識改變等**。儘管因動脈瘤破裂出血造成的頭痛，僅占所有因頭痛而至急診就診的病人約1%，有上述症狀者，應尋求醫療協助及評估。

診斷蛛網膜下腔出血之第一線檢查，為不加顯影劑的頭部電腦斷層，若高度懷疑為動脈瘤破裂引起之蛛網膜下腔出血，則可加做電腦斷層血管攝影，診斷精確度可達2mm直徑之動脈瘤，且費時較短。

傳統血管攝影（digital subtraction angiography，DSA）仍為診斷動脈瘤最標準之檢查，但必須在較大的動脈置入導管，將導管延伸到適當的部位，注射顯影劑進行照相，做完檢查後，必須對穿刺部位進行壓迫止血大約4個小時。鑑於此為較具侵入性之檢查，且耗時較長，並非第一線檢查。

Q66 腦動脈瘤破裂的治療方式是什麼？

動脈瘤破裂後有4~14%會在24小時內再出血，若未經治療，在出血後30天內有非常高再出血之風險。顱內動脈瘤治療的方式有：

一、傳統開顱手術夾除

傳統治療顱內動脈瘤之方式，是由神經外科醫師進行開顱手術將動脈瘤夾除，這種手術行之有年。開顱手術的做法是在全身麻醉之下，將頭皮切開，頭骨鋸下來，接下來將腦膜切開，醫師就會看到腦子的表面。

動脈瘤通常位於腦子的深處，因此必須從腦的表面一直慢慢進入到腦的深處，找到動脈瘤後，用一個或多個特殊的血管夾子，將動脈瘤開口處夾住，以阻絕血液進入動脈瘤內部，以達到治療效果。

二、經動脈動脈瘤栓塞手術

動脈瘤血管栓塞手術，是指手術者從病人鼠蹊部穿刺動脈後，在影像導引下將導管緩慢送至腦部血管，在整個導引過程中，導管僅在血管內行進，不會接觸到腦組織或神經。待導管進入動脈瘤管腔內後，手術者將一定數量的彈簧線圈，由大到小逐一塞入動脈瘤，使血液不再流進動脈瘤，進而達成治療動脈瘤、拆除不定時炸彈的任務。這樣的過程，不需要開腦，只需要在鼠蹊部穿刺一個不到1公分的傷口即可完成，術後視情況需服用抗血小板藥物。

三、兩種治療方式比較

經動脈血管栓塞術的好處為不需開顱，且相對外科手術，有較佳之神經學功能結果。外科手術是最有效能避免再次出血的方式，倘若病人的年紀較年輕，或動脈瘤的位置在前循環，或出血後併發較大的顱內血腫，則在病患的病生理條件許可之下，外科手術仍然是較為建議的處理方式。

腦動脈瘤是一種可怕的疾病，一旦破裂，即使經過積極治療，仍有許多患者死亡或殘障，最好是在尚未破裂前就加以治療。然而，究竟選擇傳統開顱手術或經動脈栓塞手術，必須依據每個病人情況來做選擇，因此必須向醫師諮詢最適合的治療方式。

百折不撓

腦中風的復健治療

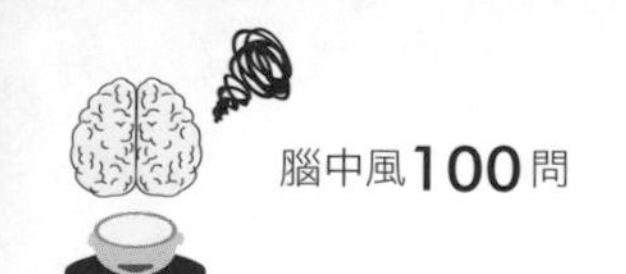

Q67 腦中風後受損的腦組織是否能再生恢復功能？

人在腦中風後的恢復能力有限。與肝臟、皮膚和其他器官不同，大腦在受損後不會再生新的連接、血管或組織結構；相反地，死掉的腦組織被吸收而留下缺乏血管、神經元或軸突的腦腔。

腦中風後受損組織的再生恢復，目前多停留在實驗性質的研究階段，例如國外研究曾採用凝膠狀生物材料，作為填補小鼠大腦中風後產生的腦腔，作為一種提供新生神經元和血管生長的支架。這些凝膠還注入刺激血管生長和抑制發炎的藥物，減輕發炎導致傷疤而阻礙功能組織再生。又如國內國衛院的研究，利用存在於脂肪、骨髓裡的間質幹細胞，以特別的培養技術，分離出具有修復功能的幹細胞外泌體（exosomes），輸回小鼠體內修復受損的腦部組織，發現16週後，中風腦腔裡有再生的腦組織，包括新的神經元連接。因此**人腦中風後，目前難有明確證據顯示腦組織能再生恢復**，而動物實驗研究腦組織再生恢復的確切機制，尚不明確。

Q68 腦中風病人復健要何時開始？要復健多久？

中風後的功能進步之關鍵，是長期有耐心地復健訓練，透過復健讓沒有受傷的腦神經細胞重新產生鍵結，重新產生或取代原有失去的功能，癱瘓的肢體才能進步。

一、何時開始復健？

依照2016年美國腦中風治療指引，建議缺血性腦中風患者在病發後，盡早接受復健治療，早期開始復健評估和治療，是確保最佳復健療效的不二法門。但要注意的是，不建議在中風後24小時內就給予高強度的復健治療，一般來說，復健科在病人「醫療狀態穩定」後，才會及早介入。

二、中風復健三階段

1.急性期

生命徵象已穩定超過24小時後，可以開始在病床上翻身及做肢體關節運動，防止褥瘡和關節僵硬的發生。

2.亞急性期

約中風發生後1週至數月間，治療目標在促進神經修復或重新整合、訓練日常生活功能，減輕照顧者負擔並增加患者的獨立。

3.慢性期

約中風後數月至年餘，治療目標將患者的功能發揮到最大，並增進生活品質。

三、中風復健內容

中風的後遺症與併發症相當多，復健治療會盡量依個別病人的症狀與程度來進行，包括：

1.物理治療：運動困難、步態異常或平衡失調，重建運動功能（肌耐力、平衡、協調）及步行能力。

2.職能治療：日常生活訓練，例如：進食、衛生、穿脫衣物等自我照顧活動、副木、支架製作、輔具評估與訓練。

3.語言治療：矯正語言障礙，例如失語症的病人，利用溝通輔具，給予口語和理解表達之訓練；針對吞嚥功能障礙予以治療。

四、中風後要復健多久？

一般來說，中風病人接受復健治療後，約40%上肢功能恢復良好，完全恢復者僅15~20%；下肢訓練後可自行走路者約85%，能上下樓梯者約20~40%。這些功能性恢復大多在中風後6個月內完成，特別是前3個月最明顯，其後神經功能仍可能缺損，但仍應持續自主復健，維持功能，避免肢體攣縮。

Q69 腦中風病人在住院期間如何做復健？

一、床邊物理治療

在仍需臥床的階段，可針對臥床病人進行被動關節運動、教導擺位與翻身、床上運動等項目，並請家屬主動參與治療。

二、加強功能性訓練

等到病人「醫療狀態穩定」便可至復健治療室，接受更進一步的加強訓練，包括之項目如：

1.站立傾斜床，是為了降低長期臥床病人的直立性低血壓，其採取漸進式增加站立角度，通常由30度逐漸增加至70~80度。

2.功能性活動訓練：包括翻身、由床上坐起來、由床上移動到椅子（輪椅）上、行走、上下樓梯、進食、洗臉、洗手、刷牙、梳頭髮、上廁所、洗澡、穿脫衣服等日常生活活動。每天至少走50呎（約18公尺），可以顯著減少中風後發生深層血栓靜脈炎之機率。利用懸吊行走訓練器，可以減輕病人部分體重，協助病人早期達到行走的功能。

3.對於痙攣或是關節攣縮之現象，需要照護者幫忙做伸展運動、關節活動，以及抗痙攣姿勢之擺位，一天數次。也可用功能性副木協助擺位。

4.加強心肺耐力訓練，例如騎固定式腳踏車、走跑步機、手搖耐力機等，皆有助於病人日常生活之體能需要。

中風復健是一項長期抗戰任務，患者本身意志力和心情的調適很重要。不要給患者過多壓力，應該放鬆心情、持續、有信心地復健及調整生活型態，如此才能循序漸進回到原來的生活。

Q70 腦中風後要怎麼開始活動，要注意什麼？

中風24小時後至6個月內是力量恢復的黃金時期，早期開始活動有助於避免肌肉萎縮、肢體痙攣、感染或褥瘡與改善心肺功能。活動中最重要就是避免跌倒，跌倒通常是由於力量不夠或無法保持平衡造成。

一、力量訓練

若能夠獨立坐15分鐘，可漸漸開始離開床舖活動，能站、能重心移動，才能開始走路。即使是需要靠輪椅行走的單側無力的患者，也有類似輪椅合併腳踏車的助行工具，提供訓練。

二、平衡訓練

維持良好的平衡有賴於良好室內光線與動線，並且確認是否有姿勢性低血壓；增加患者的本體感覺（對於患側多按摩增加刺激），是平衡訓練的第一步。當進一步能夠站穩（靜態平衡）之後，接著訓練動態的重心轉移與跨步練習，並且與居家環境的情境進行相應的練習。

Q71 什麼是中風急性後期照護？

急性腦血管疾病是台灣重大死因之一，不論年齡或性別，一旦發生中風，只有三分之一的病人可以恢復到自我照顧自己，有三分之二的病人則產生明顯的失能，需要專人協助照護他的生活起居，這造成了醫療、社會與家庭的沉重負擔。

急性腦中風在治療上依時間區分為急性期、亞急性期和慢性期。急性期（1~2週內）治療目的在於穩定病情、降低再發性腦中風以及減少併發症；在亞急性期（1~2週至6個月）和慢性期（6個月以後）的治療，除了預防再發性腦中風之外，最重要的就是積極復健治療，降低失能情形，盡量恢復病人日常生活功能。

健保署於103年推行「急性後期照護計畫-腦中風，Post Acute Care–Cerebrovascular Diseases，簡稱PAC-CVD」，可依病人失能程度，在治療黃金期內給予積極

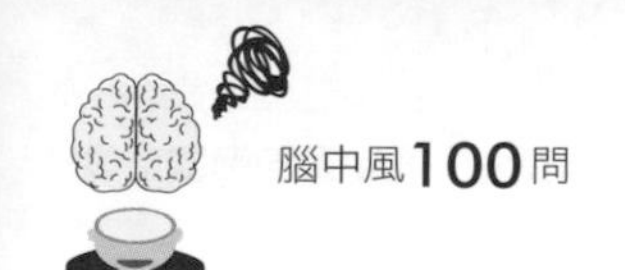

性之復健治療，與全人整合性照護，幫助病人發揮復健潛能，使其恢復最大功能。

一、急性後期照護適用對象／適用狀況

急性腦中風發病一個月內之病人，且同時具有以下條件：

1.功能狀況只有輕度至中重度功能障礙。

2.病人本身具基本認知、學習能力與意願。

3.具足夠體力且在支撐下，能於輪椅或床緣至少維持1小時坐姿。

4.能主動參與復健治療計畫。

5.具足夠家庭支持系統者為佳。

二、急性後期照護團隊

跨專業團隊整合照護模式，照護團隊成員包括具有腦中風照護經驗之醫師、護理師、藥師、物理治療師、職能治療師、語言治療師、營養師、社工人員等。

三、急性後期照護時間

由急性後期照護醫院，提供一般強度或高強度的復健治療及整合照護，時間原則上可達3~6週，經急性後期照護團隊評估後，如有後續復健需求，再另行評估，最多12週。

四、急性後期復健內容

1.物理治療：重建運動功能（肌耐力、平衡、協調）和步行能力。

2.職能治療：手部功能和日常生活自我照顧的能力。

3.語言治療：處理吞嚥困難、言語困難。

五、轉介方式

急性期治療醫院，在病人及家屬同意下，將符合收案資格之病人下轉至承作醫院（區域或地區醫院），並以病人為中心，由上下游醫院共同照護。

六、急性後期照護成效

1.接受急性後期中風病人功能明顯進步

依據2014年11月17日衛生福利部中央健康保險署舉辦之PAC-CVD研討會，初步統計資料顯示，結案病人失能改善成效，有79~86%病人有穩定進步，巴氏量表也從嚴重依賴程度39.1分，進步到63.7分的功能獨立等級。

2.再住院率及死亡率均有顯著下降

急性腦中風後有將近一半（43.3~49.6%）的病人在一年內會再度入院，18.6~26.3%的原因是又發生一次中風，或是之前中風的後續問題而入院，15.1~18.1%的人是因為呼吸道疾病或感染症而入院，有9.1~10.7%的人是因為心肺或循環疾病而入院。轉至社區醫院接受急性後期照護，可明顯降低再住院率及死亡率。

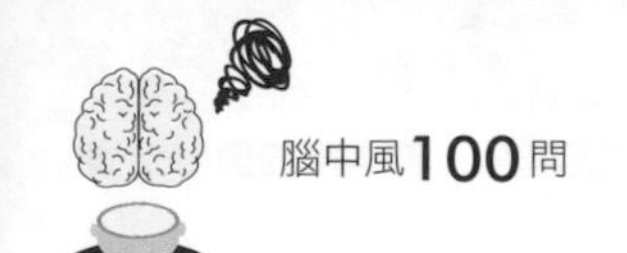

是否接受急性後期照護（PAC-CVD）之比較		
	沒有接受 急性後期照護	接受 急性後期照護
14日再住院率	17.4%	6.3%
30天或3個月內 再住院率	28.6%（3個月）	12.9%（30天）
一年內再住院率	43.3~49.6%	
一年內死亡率	18.8~23.9%	7.1~9%

PAC-CVD是對於腦中風病人治療照護的一個新展望，在病人端提升了復健潛能、降低病人失能程度和家屬照護重擔；在醫院端則適度抒解了醫學中心床位壅塞，以及區域和地區醫院病人較不足的情形，強化了急性醫療資源配置，並能與長期照護服務無縫接軌，這是一個雙贏的計畫。急性後期照護計畫是個由政府及醫院送暖給病人的計畫，期待能落實、溫暖所有腦中風病患與家屬。

Q72 腦中風出院後，可以去哪裡做復健？該怎麼選擇？

中風照護急性期住院平均約5~10天左右的時間，但並非出院病患就能夠恢復正常功能，因此從住院第1天就應該開始準備銜接出院照護與未來規劃。

腦中風急性期後，依照病人失能程度，分為能夠獨立生活、需要他人照顧但仍有復健潛能，以及完全臥床的患者。

一、能夠獨立生活的患者

一般能夠獨立生活的患者，大多能夠順利返家。

二、需要他人照顧但仍有復健潛能者

這類患者，最好能在黃金復健期接受積極的復健治療。目前健保署針對需要他人照顧，但仍有復健潛能的患者，有急性後期照護計畫（Post Acute Care，簡稱PAC），在治療黃金期內立即給予積極性之整合性復健照護，使其恢復功能，強化病人獨立自主的能力。PAC和其他復健方式的比較如下：

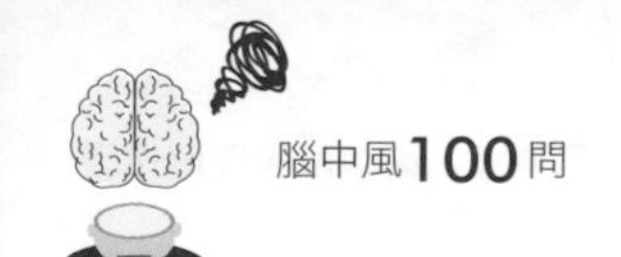

PAC、舊制復健、門診復健比較表			
	PAC	舊制復健	門診復健
如何加入	醫院安排 （符合條件者）	自行尋找 候床時間長	需每日往返
住院費用	第二個月 部分負擔5%	第二個月 部分負擔10%	不需住院
復健強度	每日≧2次 （依個人體力）	每日1~2次	每日1次
單次住院	3~12週	1個月	不需住院
總住院期	最多12週 （約3個月）	最多6個月 （每月更換）	不需住院
照顧場所	鄰近住家之醫療院所	醫療院所	居家照護

三、完全臥床的患者

這類患者，多進入護理之家或居家照護。

護理之家通常由護理人員負責，目前台灣的護理之家主要有兩種型態，一為醫院附設的護理之家，另為獨立型態的護理之家。依各家的人力配置和設備，不一定能提供復健治療。另外若家人可自行照護或請外勞，也可選擇出院後在溫馨的家中獲得持續性的照護、減少住院焦慮，避免因長期滯留醫院引起相關合併症，也可縮短住院日數，減少醫療照護費用與往返醫院舟車勞頓，但因往往無人督促，對復健效果不彰。

詳細的出院計畫與區域轉銜，可以向各家醫院的個管師或出院準備服務，尋求相關資訊。

Q73 中風後針灸復健有沒有效？

中風是一種具有高併發症及高死亡率的疾病。大腦雖擁有自我修復能力，但中風後腦細胞無法修復到完整，可能會由大腦其他部位發展出代償方式，除了復健治療之外，有沒有其他方式能幫忙受損的大腦更快修復？

針灸對中風療效的研究證據

針灸為傳統中醫的主要物理療法之一，廣泛使用於治療中風已有數百年的歷史，但對於中風患者康復的療效上，其證據到底是如何呢？

1. 中國醫藥大學附設醫院林昭庚教授，曾發表關於針灸實證醫學的研究：在「針灸對腦中風神經學缺陷及運動功能是否具有療效」主題中，其從文獻資料庫選用18篇文獻，探討針刺作用與腦中風之間的關連性，其中有9篇研究論文發現，針刺穴位可顯著改善臨床腦中風病患之神經學運動功能、日常生活活動能力、生活品質、縮短中風住院復健日數，且可明顯緩解中風後手肘痙攣程度，增加中風患者之腦血流。

2.林昭庚教授另在「針灸對暫時性中大腦動脈梗塞模型是否具有腦神經細胞保護之療效」研究中，選用了17篇文獻，探討針刺作用與腦中風之間的關連性，發現針刺穴位可顯著恢復腦波圖、改善神經學功能、降低血液黏度、增加腦血流、降低梗塞面積、抑制興奮性氨基酸神經介質之分泌、減少細胞毒殺作用，亦可抑制鈣離子細胞內流入超載、降低腦缺血炎症反應細胞激素之毒害作用、促進腦血管障壁之完整性、提升神經及血管保護因子之表現，而達神經保護效用。

3.一篇刊登在*Medicine*期刊上的中醫有效論文〈針灸可預防中風復發與死亡〉，是由中國醫藥大學許重義教授、義守大學學士後中醫學系施純全副教授參與發表，研究團隊利用全民健保的大數據資料，篩選2000~2004年間，3萬多名住院缺血性腦中風病人進行比對，區分成針灸治療組及非針灸治療組，各1萬5029人，再比較兩組病人發生再次中風的危險比率。結果發現，中風患者若只接受針灸治療，可減少50%的復發風險；只吃西藥者，可減少58%的復發機率；若是合併針灸與西醫治療者，復發風險可減少近61%，再度中風的風險降低到40%以下。

是否使用針灸治療仍應謹慎評估

以中醫方式來治療中風，主流還是針灸的範疇，但是治療以一年內為黃金治療期，在這段期間是神經大量復甦期。

中醫處理腦中風雖然有放血治療，但也是僅限於缺血性腦中風，如果是出血性腦中風則不宜做放血治療，因為如果是出血性腦中風，放血反而會瞬間使血管收縮，出血範圍會變大。所以有中風應該要立即就醫，送到急診後再接受正確的治療。

針灸在中風治療有兩個部分：

1.體針：主要是在肢體上刺激肌肉張力維持平衡，讓肌肉不會張力過大導致攣縮，或是肌肉張力不足而致肌肉無力。

2.頭皮針：改善腦循環和腦血流量。

復健搭配中醫針灸，健保給付6個月。對於中風病人在經由西醫治療穩定後，應立即開始做復健，此外，可以考慮搭配中醫針灸復健，或許可以較快復原，預防再次中風。中風後針灸復健有沒有療效？在部分之研究中有初步之成效，不過尚須對照控制良好的研究，進一步證明其對中風之成效。

Q74 復健能在家自己做嗎？

大約在中風發生後1週至數月間，復健治療的目標在訓練日常生活功能，減輕照顧者負擔並增加病人的獨立。而在數月至年餘的慢性期，治療目標是將患者的功能發揮到最大。

患者及家屬主要在復健治療師指導下，學習正確的方法，避免不當的用力而受傷。其後的輔具使用、練習，肌力訓練，當然可以回家訓練，家屬所要做的，就是想辦法營造出一個舒適的復健環境。

中風的復健，是在生活上自發性練習，家就是最好的練習場所。

Q75 腦中風後失能，如何申請政府新的長照2.0的居家復健？

嚴重的腦中風病患，常需要輪椅代步或是只能臥床，出門相當不方便，尤其是每日來回奔波醫院做復健，更是困難，經常讓病人或家屬因此放棄復健治療，錯失復原的機會。對於這樣的病人，可申請居家復健治療，居家復健師直接到病人家中，在病人最熟悉的環境中，一對一的評估和治療。復健師在病人家中，更能了解病人平時的日常生活功能以及實際遭遇的困難，能運用家具來指導復健項目，也能協助家中的輔具評估、改善居家環境，最主要的目標是讓病人在家中能夠生活獨立、重拾信心。

有復健需求、但因行動或交通困難，無法外出接受復健治療的腦中風病人，可考慮接受居家復健治療，有需求者可以洽詢各縣市長期照顧管理中心，亦可直接電話撥打「長照專線1966」諮詢。

Q76 是否有腦中風後輔具的二手流通市場？

腦中風病人的生活及復健，經常需要輔具的協助，無論是階段性或長期需要，各縣市社會局的輔具中心是重要的資源。可以使用下列查詢方式：

1.各縣市輔具中心查詢

衛生福利部社會及家庭署——輔具資源入口網

https：//repat.sfaa.gov.tw/06service/ser_a_list.asp

2.直接電話撥打「長照專線1966」諮詢

持之以恆

腦中風的長期照護

Q77 家屬要如何調整心態來照護病人？

腦中風都來得很突然，病人和家屬在面對這衝擊時，一定都非常擔心害怕，承受著無比的壓力，相當地無助。病人本身面對中風時需要花時間調適，而家屬若能調整好心態，準備好自己，在照顧上提供更好的支持，會讓家庭的關係更為緊密，病人有機會恢復得更好。在中風後的不同時期，有不同的衝擊和功課需要面對，我們應了解並知道如何因應自處，更能協助我們摯愛的家人。

腦中風「急性期」：中風後的第1~2週

1.應該與醫療人員共同協助維持一個安靜的環境，讓病患好好休息，不鼓勵親朋好友前來探視，不要有太多外來的刺激，以免腦壓升高導致病況惡化。

2.您應該與醫護人員一起密切地觀察，注意病患意識的變化、手腳的無力有無變差、呼吸是否順暢以及生命徵象是否正常等，發現有異常時，立即和醫護人員聯繫。

3.病患此時一定會非常害怕無助，擔心會無法行動、拖累家人，家人間要互相溝通協調，輪流照顧，讓自己冷靜下來，幫助病患穩定情緒。

4.要密切注意病人進食是否會嗆到，以免產生肺炎。

5.要密切注意病人是否有跌倒風險。

6.保持耐心和同理心，減少對病患刺激是重要原則。

腦中風「復健期」：1~2週之後

1.建議盡早進行復健，對功能復原會有很大的幫助。在可以的狀況下，您應該盡量鼓勵病人自己嘗試做一些日常活動（例如穿衣、吃飯等），遵照復健師的指示來做復健運動，掌握復健的黃金期，不要因為病患本身看起來動作不方便、不流暢就替他完成，這會讓他漸漸喪失原來還保有的功能。

2.要注意這些原本的慢性病控制的問題，好好控制、配合治療，避免再度中風。

3.多了解一些中風的成因、徵兆、打119緊急送醫的標準等，為自己與病人做好心理準備，也為出院後的照顧先做好安排。

4.了解急性後期照護計畫，挑選離家近、復健品質良好的急性後期照護醫院。

腦中風準備出院時

1.家人間應該要做充分的溝通，討論彼此的角色以及對病患的責任等，若無合適照護人力，考慮機構安養照護或申請外籍看護協助照護。

2.因為中風的治療與復健的過程都是很漫長的，您也應該了解是否有些合適的資源，例如身心殘障津貼、居家服務、喘息服務等。

3.重新檢視家裡的環境設備，如果有安全的危險顧慮時，試著改善調整。

Q78 在家裡照顧腦中風病患，我要觀察什麼？

腦中風病人剛回到家裡時，要特別注意剛腦中風的症狀是否有變化。發生意識變化或是症狀有惡化時，最好馬上再回到原治療醫院，或至最近的醫療院所求診。

預防腦中風的復發，最重要的是控制好腦中風的危險因子，包括慢性疾病（例如三高：高血壓、高血脂、高血糖，或心臟疾病、心律不整等）的藥物控制、正常的生活作息、足夠的睡眠、規律的運動習慣，以及足夠的水分補充。在家時，應定時記錄血壓、心跳、血糖及睡眠狀況，以便在定期回診時，提供醫師參考並調整藥物。

病人對於自己，或是家屬對於病人，要了解之前曾經發生過腦中風就有再次腦中風的高風險；需時時注意，但不用杞人憂天。

Q79 因為腦中風而放了鼻胃管和尿管，還有什麼其他選擇？

腦中風患者最損自尊的後遺症，應是吞嚥困難而需裝上鼻胃管，以及為了解決排尿困難或尿失禁，而放置的導尿管了。一般穩定的病人，大約1個月換一次管子，但這些管子放久了，問題也不少。

長期插鼻胃管會造成鼻咽腔與咽喉部的潰瘍、感染、異物感，也可能造成胃食道逆流，引發吸入性肺炎。至於放置導尿管，只要超過7天，80%會產生菌尿症；如果放置超過1個月，幾乎100%都有泌尿道感染，病人尿中有95%為多重細菌感染，而且常有多重抗藥性，治療變得相當困難。

對於長期鼻胃管依賴的病人，經皮內視鏡胃造口術（Percutaneous Endoscopic Gastrostomy，PEG）是目前可提供給病患的另一個選擇。它的作法是在病人的上腹部打一個可通至胃內的小洞，再將灌食管直接從肚皮插入胃部，以進行灌食。此法最早是在1980年由Gauderer等學者研發出來，整個過程只需局部麻醉，所需時間為20~30分鐘。

經皮內視鏡胃造口術優點是：

1.患者臉上不用插管，保持自尊。

2.半年至1年以上更換一次，可減少胃酸逆流所引起的食道炎或食道潰瘍。

3.可以提升病人的營養狀況。

對於需要長期放置導尿管的病人，恥骨上方膀胱造廔（suprapubic cystostomy）可以明顯降低病人尿道感染的機會，方法是在恥骨上方開一個口，讓尿液改道從這個出口出來。

Q80 腦中風後，總是不吃東西怎麼辦？

在腦中風的長期照護中，「吃」是很重要的一部分，為了維持病人的營養狀態，從準備食材到餵食的過程，常常占了一天當中很長的時間。經常遇到病人進食量少，或是將食物含在嘴巴不吞；即使用餵食的方式，病人仍是將食物含在嘴巴，不吞下去，這樣的情況，常常讓照顧者既氣餒又擔心。

腦中風病人，經常有吞嚥困難的問題，不適當的食物大小或質地，有可能會讓病人難以下嚥，例如太大或太硬；有時是因為太過流質或太多難以咬碎的小顆粒，導致容易嗆咳。一旦食物不容易咀嚼或容易嗆咳，將會導致病人不願意繼續嘗試。可以改善的做法是選擇較軟、大小適中、容易咀嚼的食物，另外再配合語言治療師的吞嚥評估和復健，雙方配合才能讓病人的吞嚥狀況進步。若真的無法吞嚥，為了營養狀態，必要時才需使用鼻胃管。

腦中風病人經常需要切碎或打成泥狀的食物，照顧者為了烹調方便，會將食材全部打成一碗，顏色也不美觀，而且每天千篇一律，也難怪病人提不起食慾。最好是將每種食材分開烹調和擺放，選擇顏色豐富可以刺激視覺的食物，例如鮭魚、胡蘿蔔以及深綠色蔬菜。

除了吞嚥困難，其實腦中風病人不想吃東西的原因還很多，有時是因為口腔潰瘍、蛀牙等問題導致拒絕進食，尿或是大便在尿布上不舒服，或是因腹脹、腹痛而影響食慾，有時是因為用餐環境不舒適，太熱或是餐椅不舒適，都會降低病人的進食意願。

此外，家人的陪伴和用餐的氣氛也是非常重要，照顧者要先有心理準備，腦中風病人的進食時間經常會是一般人的好幾倍，避免對病人催促和責罵，如果一次吃的量不多，便要採取少量多餐的進食方式，病人有愉悅的心情，才能有好的食慾。

Q81 腦中風後大小便失禁，該如何處理？

約有15%的腦中風病人，會出現大小便失禁的後遺症，而且醫療能處理的有限。不過，得先分辨失禁的原因。如果是意識不清所致，也只有尿布包裹，勤換勤洗；但如果是表達困難或是行動遲緩，來不及上廁所而導致的失禁，則應加強體能、肢體力量和溝通表達訓練。

Q82 腦中風後，為何老是跌倒？該怎麼預防？

腦中風病人最常見的併發症之一就是跌倒，跌倒了之後不只是暫時性疼痛那麼簡單，也不是休息一下就好，隨

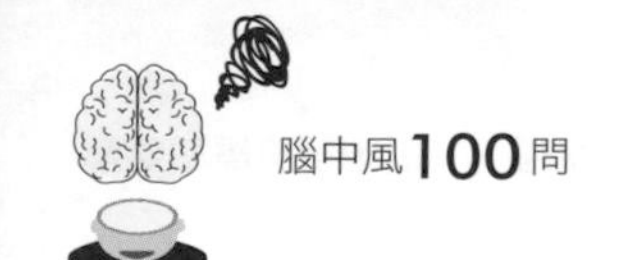

之而來的，可能是骨折、臥床、感染等，更是65歲以上老人意外死亡的最主要原因，其嚴重性不容小覷。

腦中風後的跌倒因素複雜

一旦發生了跌倒，病人和家屬經常會認為都是因為病人不小心，實際上，原因有很多，必須要釐清原因，才能做有效的預防。

1.腦中風的各項神經症狀，都可能和跌倒有關，例如肢體無力、感覺異常、平衡感差等，都會造成病人步態不穩。視野缺損或半邊忽視的症狀，也會讓病人沒注意到障礙物而跌倒。

2.若病人因中風後導致認知功能障礙或失智，則會因為注意力不集中、判斷能力變差而跌倒。

3.病人因腦中風後遺症，或腦循環較差而經常有頭暈症狀。

4.血壓或血糖不穩定，導致頭暈或身體虛弱。

5.鎮定劑的使用或是多重藥物的副作用，也是很常見造成病人跌倒的原因。

6.腦中風病人大多為老年人，常合併腰椎退化或膝關節退化的問題，會造成疼痛或無力感，跌倒的風險也會增加。

預防跌倒祕訣

要預防腦中風病人跌倒，不是要病人小心點或是找人扶著就好，有以下幾點須注意或改善：

1.注意中風症狀是否惡化：例如意識狀態、語言功能、肢體力量等，若有急性惡化則要小心可能是腦中風復發。
2.復健治療：物理治療可加強肌肉力量、增加肌耐力、訓練平衡及步態，職能治療可以訓練轉位技巧，復健師也可提供使用輔具的專業建議。
3.環境改造：活動空間需要寬敞、明亮、平坦，且需要有清楚的標示，必要時須加上扶手和止滑墊。
4.藥物整理：觀察病人服藥之後的副作用，避免不必要的藥物，尤其是鎮定藥物。
5.定期測量血壓血糖：避免因血壓或血糖的不穩定（太高或太低），進而造成身體不適。
6.營養補充：避免營養不良導致肌肉萎縮，避免電解質不平衡。
7.處理老人常見問題：關節退化或疼痛、視力模糊。

Q83 腦中風後如何進行居家生活空間改造？

中風後居家的環境必須以安全便利、動線清楚、減少障礙物的原則進行改造。如一側肢體無力但正在訓練行走的病患，可能需要助行輔具、居家環境內扶手與無障礙的建置，尤其在容易跌倒的場所（如浴室、廁所）、樓梯、門檻等處。

申請居家無障礙空間改造之補助的途徑

一、身心障礙者補助流程

1.取得身障證明與輔具評估報告書，向輔具中心提出申請。

2.輔具中心審查／核定，民眾完成購置輔具或完成居家無障礙改造。

3.民眾完成輔具購置／無障礙環境改造，向輔具中心核銷請款。

4.輔具中心／區公所初審，社會局複審通過，核發補助款項。

二、65歲以上老年長照補助流程

1.申請長期照顧服務，資格審查通過，照管中心完成失能評估與核定。

2.物理治療師、職能治療師到府評估，完成居家無障礙設施設備評估報告。

3.縣市政府根據評估報告核定改善項目、補助金額、使用期限。

4.民眾收到核定公文後6個月內完成施工，再通知照管中心完成施工後評估。

5.民眾完工後3個月內寄回核銷資料／施工後報告，社會局核發補助款項。

居家環境改造

當申請補助通過，或找有經驗的裝潢廠商進行施作進行改造，以下提供幾個實用網站可以看改造實例：

1.窩新生活照護

http：//www.warmthings.com.tw/blog-post/改造居家無障礙，政府補助來幫忙/

2.台北市長照醫療資訊站

http：//xiaoshun580176.pixnet.net/blog/category/6715910

3.來而康長照保健樂活館

https：//www.linecome.com.tw/ecommerce/無障礙空間改裝.html

Q84 腦中風後越來越呆，是失智了嗎？

腦中風後所導致的失智症，稱為血管性失智症，占所有失智症原因中的第2位，只要是中風的次數、位置、範圍夠嚴重，都可能造成血管性失智症。診斷血管性失智症包含有3大要件：

1.要有失智症。

2.有腦中風或其他腦血管疾病。

3.腦中風和失智症之間要有關連。

當病人有很明確的腦中風病史及相關的局部神經學症狀，且認知功能是在中風之後急速下降，已經影響到工作能力、社交能力，甚至日常生活功能，而且此中風病

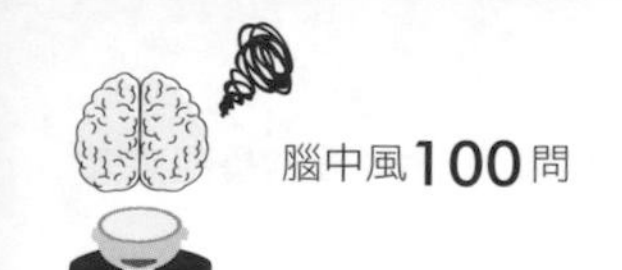

灶的確會影響認知功能，例如視丘、額葉、內側顳葉，「血管性失智症」的診斷便非常明確。

不過有更多人，因為腦部小血管病變，腦部長期缺氧而造成腦組織逐漸受損，臨床上並沒有明確的腦中風病史，但在核磁共振影像上，可發現多處小洞型腦梗塞合併慢性皮質下缺血性變化，這樣的病灶就像是隱形殺手，慢慢地影響認知功能，病人的行動能力也會緩慢下降，家屬經常誤以為病人的症狀只是老化而已，帶病人求診時，腦部受損的情況已經相當嚴重了，不可不慎。

哈欽斯基缺血量表 血管性失智症的臨床特點
突然發病、漸梯式惡化、波動起伏的病程夜間、意識混淆
憂鬱症狀、常抱怨身體症狀、情緒失禁
高血壓病史、血管粥狀硬化的證據
中風病史、局部性神經症狀

Q85 腦中風後的失智症，和阿茲海默症的症狀有什麼不一樣？

「失智症」是因特定疾病造成的持續性認知功能障礙，病人的認知功能和自己過去相比有明顯退步，且症狀的嚴重程度足以影響其工作能力及日常生活。常有民眾認為失智症為必然的老化現象，或失智症是無法治療的疾病，事實上，在失智症的背後，包含了各式各樣的病因，因此，當醫師診治失智症病人時，必須透過病史詢問、神經學檢查、神經認知功能評估、實驗室檢查、腦部影像檢查等，綜合各項資料，做出正確的診斷，才能給予病人最適當的治療方式。

阿茲海默症與血管性失智症

失智症的病因中，最常見的為阿茲海默症（一種神經退化性疾病），第二常見的則是「血管性失智症」。血管性失智症是因為腦血管疾病導致腦神經受損，進而造成病人的認知功能下降。腦血管疾病的範圍很廣，包括出血性腦中風、缺血性腦中風、慢性缺血性腦病變等，且因病灶大小、位置不同，每個血管性失智症病人，其認知功能缺損的症狀及嚴重程度也會不同。

相對於阿茲海默症以緩慢漸展的記憶力衰退為主要症狀，**血管性失智症最常見的症狀為思考速度緩慢、執行功能下降，也容易有情緒控制困難、憂鬱等情緒問題**。當然，血管性失智症會合併有腦中風相關症狀，包括吞嚥困難、口齒不清、視野缺損、肢體無力、步態不穩、尿失禁等，導致血管性失智症的治療和照護更為困難。

當病人的認知功能缺損為急性發作、階梯式下降，且有腦中風病史、腦中風危險因子，合併有局部神經學症狀，就要特別小心，很有可能是腦中風引起的失智症，即「血管性失智症」。

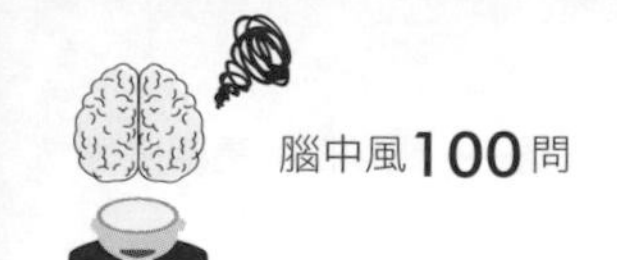

混合型失智症

需注意的是，**在同一個病人身上，有可能合併兩種型態失智症**，例如阿茲海默症病人在急性中風之後認知功能惡化（血管性失智症）；或是血管性失智症病人出現緩慢漸進式、以記憶障礙為主的認知功能障礙（阿茲海默症），在這種情況下，診斷、治療和照顧都會更為複雜和困難。

Q86 腦中風後的失智症，要如何治療和照顧？

治療血管性失智症，我們必須用「藥物治療」去預防及控制病程；用「復健治療」加強病人在生活中的各項功能；再加上良好的「長期照顧」，改善病人的生活品質及避免併發症。

一、血管性失智症的藥物治療

大家常認為，生病之後只要規則服藥，疾病就會復原，但對於血管性失智症以及許多慢性病而言，藥物治療的目的僅為控制病情並預防惡化。特別要注意的是，血管性失智症因已影響認知功能，病人可能無法自行服藥，或出現不規律服藥或重覆服藥的狀況，家屬必須特別協助與叮嚀。常見的藥物治療包括：

1.抗血栓藥物。

2.控制危險因子藥物。

3.調整情緒藥物。

二、血管性失智症的復健治療

腦中風之後，病人須配合積極的復健治療，以增強肌肉力量、訓練平衡感、恢復行動能力，這是大家所熟知的肢體復健治療。若是腦中風後導致明顯的認知功能缺損，即為「血管性失智症」，這時除了體力復健之外，還需要「腦力復健」。

「語言治療」能訓練語言溝通能力，「現實定向感治療」協助病人感受周遭環境訊息及增加安全感，「懷舊治療」讓病人能夠組織回憶、加強自尊心，另還有音樂治療、寵物治療、園藝治療、藝術創作治療等，皆能加強病人的認知功能，使病人獲得成就感和自信心，並能穩定情緒、提升生活品質。

每個病人的成長背景、生活經驗、個性、興趣皆不同，適合的復健方式也不同，必須要先了解病人整體身心狀態，並配合語言治療師、職能治療師、長照機構等資源，更重要的是家屬也需要付出陪伴的時間和心力，為血管性失智症病人打造最適切的復健治療。

三、血管性失智症的長期照顧

比起阿茲海默症，血管性失智症合併有更多的內科疾病、更複雜的藥物使用、更嚴重的神經功能缺損，以及更頻繁的情緒問題，因此在照顧上也更加棘手，即便是吃飯、穿衣、走路、上廁所、睡覺等簡單的日常生活事項，皆需要無比的體力、耐心和技巧，才能有好的照顧品質。照顧者必須先認識血管性失智症的各項可能症狀，了解在病人身上出現的症狀，絕非病人喜歡這麼做、或是故意找麻煩，並接受病況不會痊癒的事實，轉換心境和角色，學習放慢步調、精進照顧技巧，才能使長期照顧的過程更加順遂。當然，照顧者更需要善待自己，適時壓力紓解、尋求喘息服務，家人之間也需要互相協助和支持，一起積極面對「血管性失智症」這條長遠且崎嶇的路程。

Q87 腦中風後總是覺得很憂鬱怎麼辦？

腦中風和憂鬱症，都是常見的疾病，這兩者乍聽之下沒有關聯，但實際上醫學界早已透過研究證明，**嚴重的憂鬱症會增加腦中風的風險，而腦中風的病人有很高的比率會產生憂鬱症**。過去認為憂鬱症是心理問題，但是越來越多的科學證據顯示，憂鬱症是因為腦部神經傳導物質和神經網絡功能失調造成的。因此，憂鬱症也可以說是一種神經系統的疾病，醫學界也越來越確認，憂鬱症和其他神經系統疾病，例如腦中風或是巴金森病有密切的關聯。

腦中風的存活患者由於身體殘障，大部分病人會在短期內喪失工作甚至自理生活的能力，往往在心理上面對巨大的壓力，因而在情緒上產生焦慮及憂鬱的問題。雖然這些情緒問題被認為會妨礙中風的恢復，但是它們常常在醫療過程中被忽略，而在台灣保守的民風下，病人和家屬對於這些情緒障礙，也經常選擇避而不談。

憂鬱症是腦中風後重要的後遺症之一，中風後的憂鬱症常於中風後3個月內出現。中風後憂鬱症約占中風病人20~60%，女性高於男性。嚴重的中風、日常生活功能有明顯障礙的病人，有比較高的風險出現中風後憂鬱症。**中風後憂鬱症的成因，有可能是生活自理障礙產生的挫折感所造成，還有一大部分病人是因為情緒管控的腦區受損。**

目前中風後的治療，除了中風後3~4.5小時內的血栓溶解黃金治療期外，最重要的就是中風後3個月內的復健。憂鬱症會影響中風病人的身體和認知功能，降低患者復健的意願、影響復健成效，並減緩恢復的速度，甚至會增加死亡的風險。研究顯示，中風後憂鬱的病人在中風後1年，包括肢體功能及工作、生活功能恢復，都比沒有情緒障礙的病人要差。

中風後憂鬱症的治療，除了支持關懷、心理輔導以外，藥物治療及精神科醫師專業評估也是可以考慮的重要選項。這些治療都可有效改善中風後的憂鬱程度，與情緒障礙的恢復，對病後生活功能的恢復也有正面的影響。

中風後及早進行情緒評估經常被忽視，但其實非常重要，若中風後有發生憂鬱症，更要積極面對，及早治療，以免延誤中風的恢復。

Q88 腦中風多久後才穩定能放心搭飛機，或面對登山時的氣壓變化？

許多航空公司規定，近期內有腦中風或心肌梗塞旅客不適合搭機，這是因為飛機在飛行途中，機艙的環境可能使旅客原有的健康問題惡化，機上不見得有足夠的人力和設備處理突發的健康狀況，所以一般民航機對搭機者的健康情形有一些基本限制。如有非常的必要性，應先諮詢醫師，並取得醫師的適航證明書。

登山時除了因應氣壓變化可能引起高山症，脫水、寒冷或血球增多使得血液濃稠，都會增加腦中風的危險，其中主要是缺血性腦中風。因此，有些研究指出腦中風或暫時性腦缺血發生後90天內，不適合前往高海拔地區登山。

Q89 腦中風後行動不便，就醫困難，如何讓醫師到家裡看診？

嚴重的腦中風病患，經常是一側偏癱、長期臥床、不耐久坐，可能再加上鼻胃管、尿管，甚至有氧氣機需求，為了出門一趟看門診，常需要出動全家人，耗費心力和時間，病人也很疲累且不舒服。像這樣外出就醫不便，但又有明確醫療需求的病人，可以申請到府醫療照護，讓醫師到家裡看診，提供一般門診的診療服務，也包括開立藥物。

申請居家醫療的方式

1.如果正在住院，可要求各醫院的出院準備單位，協助轉銜住家附近的居家醫療團隊。

2.洽詢各地方政府的長期照顧管理中心，或直接電話撥打「長照專線1966」。

3.直接洽詢各居家醫療服務特約醫事機構，民眾可於衛生福利部中央健保署網站查詢各區域有哪些特約機構。

http：//www.nhi.gov.tw/QueryN/Query_HomeHealth.aspx？menu=18&menu_id=703&webdata_id=4810&WD_ID=1116

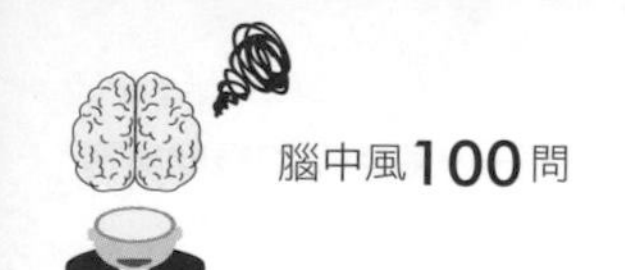

Q90 腦中風後，可以開立身心障礙手冊及外勞申請嗎？

每個腦中風病人的症狀嚴重度不同，復健後恢復速度也不同，**腦中風病人需要在腦中風急性期之後，經由持續追蹤治療，症狀已經穩定且無法再有明顯進步時，由對您的病情了解、長期就醫之醫師評估是否符合標準**，並非每個腦中風病人都能取得身心障礙手冊，或有資格聘請外籍看護工。

醫師評估身心障礙手冊是依據「身心障礙證明鑑定表」，評估障礙的類別與嚴重程度；而外籍看護工申請，大多是以「巴氏量表」分數來評估病人的生活功能狀況。若為失智病人，則以「臨床失智評估量表」為標準來評估失智嚴重度，經醫療團隊評估是否有需要他人24小時照護之需求。

一、身心障礙手冊申請步驟

1. 申請人至戶籍所在地之公所社會課提出申請，並領取「身心障礙鑑定表」。
2. 申請人攜帶鑑定表至醫療機構，請醫師和鑑定人員進行鑑定。
3. 社會局（處）依據鑑定結果核發身心障礙證明。

二、外籍看護工申請步驟（經由醫院申請）

1.申請人和病人至醫療院所，填妥申請表單。
2.醫療團隊評估。
3.各縣市長期照顧管理中心審理後，會與申請人進一步聯絡。

Q91 腦中風能申請重大傷病嗎？

腦中風總是突然發生且致殘率高，經常造成整個家庭的沉重負擔，對於病人和家屬而言，無非是個「重大」事件，但是否符合申請「重大傷病卡」，是依據衛生福利部中央健保署的規定。

依據目前規定，急性腦血管疾病（即急性腦中風）在急性發作後1個月內，由診治醫師逕行認定後，不必向中央健保署申請重大傷病證明，即能有重大傷病身分之權益，與腦中風相關之治療，可免部分負擔。

需注意的是，腦中風重大傷病身分的期限，無論臨床症狀或腦中風病灶的嚴重程度，皆只限腦中風發作1個月內。

Q92 行動不便，能否請家人拿藥就好？

2012年健保放寬慢性病患就醫、領藥的限制，需長期領藥的慢性病人，只要行動不便，都可以切結委託他人代為領藥。不過，就算是持慢性病處方箋的病患，也該詳細記錄病情，如血壓、血糖的變化，讓醫師參考，以免病情發生變化而沒發現。

Part 10

養生之道

如何避免再中風

Q93 腦中風後，生活作息如何調整？

傳統觀念認為腦中風是老年人的病，和年輕人無關，但隨著工作和生活型態改變，腦中風年輕化，40歲前突發中風的人數日漸增加。青壯年常因熬夜睡眠不足、工作壓力大，加上飲食習慣不佳及抽菸喝酒，因而種下中風的種子。

中風的後遺症令人害怕，復健也備極艱辛，所幸人體有自我療癒的能力，調整生活作息，讓生活型態變健康，中風就不會輕易找上門。

一、早晨起床

1. 多喝水：早晨起床後先喝杯溫開水，幫助腸胃蠕動，也可讓早餐後的排便更順暢。避免排便時過度用力，讓心臟過度收縮，容易將心臟內的小血塊打出去，引發腦中風。
2. 早餐：喝杯蔬果汁，增加纖維攝取，或多吃穀類、燕麥、種子及堅果類的食物，可減少腸道吸收膽固醇，改變血中脂肪酸濃度，降低壞的膽固醇與三酸甘油酯，維持動脈血管健康與彈性。
3. 天冷時注意保暖：當天氣轉涼，要注意保暖，尤其溫差大時，要記得帶外套或帽子、圍巾。

二、白天上班時

1.中餐：選五穀飯或胚芽米，增加膳食纖維攝取，多深綠色蔬菜，少油、少脂肪、少培根燻肉，避免鈉含量過高，讓血壓上升。

2.下午喝熱茶：為了提振工作效率，可喝杯熱飲暖胃，促進血液循環。

3.找時間動一動：坐辦公室大半天，到了下午，下半身的血液循環容易變差，建議起身動一動，避免讓血液長期滯留在下肢靜脈，引起血栓。

4.定期量血壓：研究發現，當血壓每降低10個毫米汞柱，中風的風險可減少一大半。可在家中或辦公室放個小型血壓器，定期量血壓，要當心血壓值是否波動過大。

三、下班後

1.運動：運動是最天然的良藥，研究指出，每天只要運動15分鐘、每週90分鐘，總死亡率可降低14%，也可減少24%的中風風險。運動能使血管更有彈性、控制體重，還可增加血液中好的膽固醇，此外糖尿病、高血壓、腎臟病、癌症等等的死亡率都會下降。

2.健走，穩定血壓：美國印地安納大學研究指出，每天健走10分鐘、每天走4次，血壓可穩定維持11小時。溫啟邦的研究顯示，有高血壓但持續運動的人，可減少34%的中風風險。

3.做開心的事：下班後把工作丟一邊吧！陪陪家人、散散心，抒解壓力，預防中風。最新研究發現，憂鬱症會增加1.5倍中風風險，應多照顧自己的情緒，設法在生活中做些讓自己開心的事。

4.晚餐：盡量清淡，少油、少鹽、少糖，烹調時可用食物本身的味道取代調味料，減少攝取過高的鈉。研究發現，如果攝取過多的鈉，會使水分滯留在體內，導致體內水分失衡，增加血壓與心臟負擔，罹患高血壓的比率相對提高。

四、睡覺前

1.用音樂取代網路：神經內科醫師們發現，中風年輕化的原因之一，就是年輕人生活作息不佳，常熬夜、工作壓力大、長期失眠，這容易使血壓攀升，增加中風風險。睡覺前，建議以音樂取代上網或講手機、發簡訊，聽一些能放鬆心情的音樂，幫助緩和壓力。

2.深度睡眠，晚上11點前就寢：睡眠障礙是中風患者常見的後遺症之一，白天嗜睡也會影響復健的體力。嚴重地失眠可能會影響神經恢復的速度，甚至導致情緒與記憶功能退化。睡眠與適當的休息能夠幫助中風患者的神經修復，促進大腦可塑性。在睡眠休息的期間裡，大腦神經能夠長出新的突觸連結，讓患者可以重新學習大腦控制肢體動作與功能的能力。

五、順時養生

根據季節保健，生活節奏保持規律性，在一年之中順應四季調養五臟：春天養肝、夏天清心健脾、秋天潤肺、冬天補腎。人與自然息息相關，自然界的運動變化無時無刻不對人體發生影響，而「治未病」的核心關鍵就是養生。

Q94 我每天都運動，是不是可以不要再吃藥呢？

定期運動，竟還是發生中風的案例

1.78歲、體力傲人、熱愛運動的前立委蔡同榮，即使做仰臥起坐、跑步、倒立也不輸年輕人，後來驚傳腦出血，送醫急救。

2.愛運動、沒三高，心房顫動是中風原因。

3.入冬日夜溫差大，腦中風患者增加。

4.罹高血壓不吃藥，壯男3天後腦中風。

5.生活型態不良，年輕也中風。

腦中風的危險因子

1.不易改變的危險因子

包括年齡、男性、家族史。

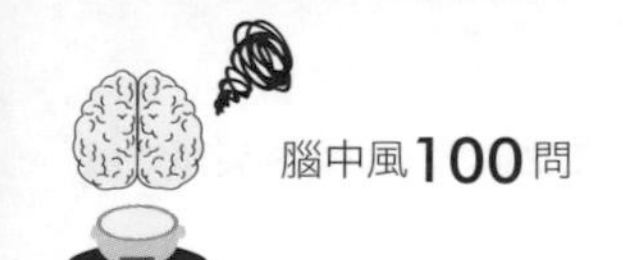

2.可改變的危險因子

高血壓、糖尿病、心臟病、心律不整、高膽固醇、肥胖、抽菸、喝酒、缺乏運動、愛吃鹽、咖啡、茶、高膽固醇飲食、壓力，生活作息不規律。

運動、吃藥皆不可偏廢

缺乏運動是中風的危險因子之一。運動是維持健康的重要一環，發表在《英國醫學期刊》的研究更顯示，運動有時比藥還有效。研究團隊指出，運動與藥物在降低病患死亡率的效果不分軒輊。細部分析發現，對中風的患者，有運動的人比沒有運動的人死亡率降低很多，效果甚至比藥來得好。此研究加強了運動對維持、恢復身體健康的重要性，團隊甚至建議醫生必要時將運動加進處方。但醫生也提醒，不可因此偏廢運動或藥物。

中風的危險因子中，缺乏運動只是其一；除了運動之外，您還有許多其他可能的危險因子：年齡、男性、家族史、高血壓、糖尿病、心臟病、心律不整、高血脂、肥胖、抽菸、喝酒、飲食及壓力。

雖然有機飲食與運動有助於健康，但是對於有中風風險的病人來說，貿然停藥還是有中風風險的。

Q95 腦中風吃維他命或健康食品，會不會恢復得較快？

有病人和家人會思考是否可以補充營養品或健康食品，來改善病人的功能及健康；確實中風病人的完整營養評估是很重要的，在個人化的營養評估後，再由營養師建議營養補充，不過例行性地給予病人補充維他命是沒有好處的。研究顯示補充葉酸、維他命B6及B12，對預防中風沒有額外好處，至於使用傳統抗凝血藥物（warfarin）的病人，更要注意維他命K的攝取量，過多的攝取，會造成抗凝血藥物效果下降，影響中風預防的效果。

3個經常被提及的健康食品

一、納豆

納豆是黃豆經過稻草中的納豆菌發酵產生，帶有黏性物質與獨特氣味，含有一種奇特的成分「納豆酵素」，是一種天然的血栓溶解劑，它在實驗中可以將培養皿上血栓溶解掉。然而，納豆中含有大量的維生素K，而維生素K會中和掉抗凝血劑的作用，因此對於服用抗凝血劑的人來說，食用納豆反而可能造成腦中風病發的結果。使用納豆前，應經由醫師評估，再決定是否適合食用納豆。

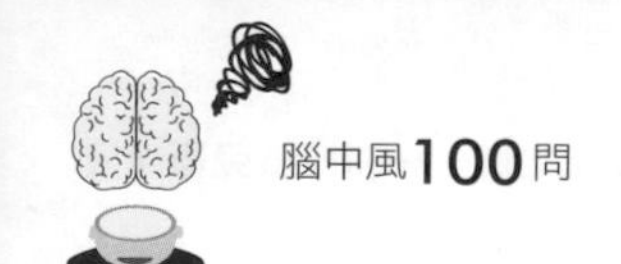

二、銀杏

銀杏葉含有天然的血小板凝集抑制劑，可以幫助血管擴張、增加血流，並有抗氧化及清除自由基等作用。但國外研究顯示，長期大量服用銀杏葉萃取物，對老人失智的幫助有限。部分的研究宣稱，銀杏萃取物對失智和腦中風功能恢復有療效，但這些研究多僅止於動物實驗，至於人體臨床試驗結果則互有差異，部分研究雖宣稱對腦中風治療有幫助或可改善中風功能，但這些研究的族群相當小，尚不足以做為臨床治療的根據。坊間一些健康食品是屬於食品級而不是藥品，所以服用前需與醫師討論。**如果將銀杏與阿斯匹靈合用，會延長凝血時間；亦不可以將銀杏與抗凝血藥物同時食用，容易造成出血不止。**手術後的病人、孕婦、生理期的婦女也避免服用銀杏葉，以免造成流血不止的意外事件。

三、紅麴

紅麴是紅麴菌（monascus）生長於蒸煮米粒上發酵而成，含有一種可抑制體內膽固醇合成的最佳成分，稱之為HMG-CoA還原酵素之抑制劑，和降血脂藥物的史他汀類（statin）藥一模一樣，能幫助促進健康的血清膽固醇水平。紅麴同時還含有不飽和脂肪酸，有助於促進健康的血清三酸甘油酯濃度。近幾年來，紅麴菌被各國醫學證實含有膽固醇合成抑制劑－紅麴菌素K（monacolin K），能優先降低導致動脈硬化的低密度脂蛋白膽固醇。紅麴保健食品在降膽固醇的作用上一直被大家提及，但是同時服用降血脂藥及紅麴保健品，可能增加肝、腎負擔，造成傷害。所以台灣民眾在購買前最好先與醫師討論，免得花錢又傷身。

Q96 吃什麼食物對腦中風有幫助？

罹患腦中風的主因與動脈粥狀硬化、高血壓和高血糖有關，所以在飲食方面應特別注意及控制危險因子，才能確實降低腦中風發生率。應該保持高纖及低油的食物，例如地中海飲食或得舒飲食，包括蔬果、全穀食品、低脂乳製品、雞肉、魚肉、橄欖油和堅果類，至於甜品及紅肉則要限制攝取量。

此外，腦中風病人應該要維持理想體重（BMI：18.5~24.9kg/m2），這對於中風後的復健治療相當重要，體重若過重，會造成身體負擔，影響翻身或行走等日常生活功能；體重異常降低，則精神不濟或肌耐力不佳，也會影響復健治療的成效。

腦中風病人的飲食原則

1.選擇富含蔬菜和水果的食物。

2.選擇全穀類製品以及高纖食物。

3.每週至少吃兩次魚。

4.多攝取富含多元不飽和脂肪酸的食物，如鮭魚、鮪魚、秋刀魚等。避免使用反式脂肪製品，例如瑪琪琳（人造黃油）、酥油、油炸油及高脂烘烤食品，如餅乾和水果派之類的酥皮點心。反式脂肪與飽和脂肪，皆會增加低密度膽固醇，反式脂肪還會降低高密度膽固醇，增加血管粥狀硬化的危險。

5.肉類製品選擇瘦肉或是雞肉，並且避免以飽和脂肪或反式脂肪油調理，多選用植物油（如橄欖油、葵花油等）為烹調用油。

6.選用低脂乳類製品。

7.減少飲酒，盡量避免吃精緻糖類或加糖的食物。

8.適量攝取食鹽（每日少於5克）、避免過多的醬料或鈉含量高的食物，如醃漬品、罐頭類食品、培根、部分夾心餅乾或蘇打餅乾、泡麵。

Q97 腦中風後有沒有什麼不能吃？

1.中風後飲食最重要是避免嗆到、營養要夠、多纖蔬菜、少油鹽糖。

2.若有容易嗆到的狀況，須遵照語言治療師與醫師的飲食計畫，適當使用增稠劑、小口進食、少量多餐，甚至須置放鼻胃管。

3.要注意老人家咀嚼和吞嚥功能較差，可能造成進食總量下降，或總是食用粥、麵線糊、羹類、濃湯，這些飲食通常也伴隨高鹽、高油，並且容易產生高血糖的狀態，即所謂「高升糖」飲食。

4.若肝腎功能較差的患者，請遵照醫師與營養師指示調整飲食內容。

5.改善咀嚼功能並且保持口腔衛生非常重要，必要時可向牙醫師尋求諮詢與協助，讓老人家也能再享美味的食物。

Q98 腦中風後如何控制鹽分？

1.若沒有低血鈉，飲食上應該避免高鹽分的食物，如醃製、滷製（醬油）、燻製、罐頭食品、乳酪等食品。經常外食也容易攝取較高鹽分，可使用瀝油與過水等技巧來降低油與鹽之攝取量。

2.若自己準備食物，以清蒸、水煮或清炒，取代煎、炸、滷或煲湯等鹽分較高食物。

3.飲食有些鹹味即可，不必追求無鹽飲食，無鹽可能導致身體電解質失調。

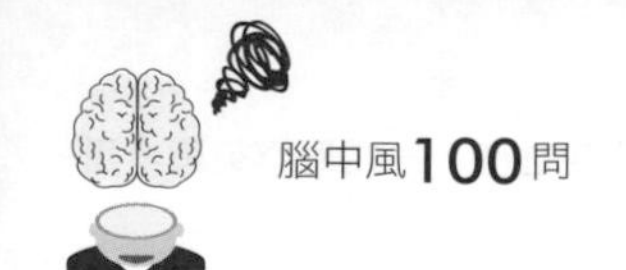

Q99 聽說生酮飲食能幫忙身體代謝重建，我可以嘗試嗎？

生酮飲食為攝取極低碳水化合物（每日少於20克，占全部熱量5%以下），且主要以脂肪（50%）為主要熱量來源的飲食，目的是希望讓身體以脂肪作為主要熱量來源。有些研究發現，生酮飲食可能帶來體重減輕或控制血糖的好處，但是有以下幾點可能需要注意：

1.糖尿病病人採生酮飲食會有副作用：進行生酮飲食後身體會產生一系列變化，最好能夠跟您的醫師討論了解後才開始。擅自開始嚴格控制醣類攝取，可能給糖尿病患者帶來低血糖甚至心血管疾病發作、昏迷乃至死亡的風險。並且生酮飲食會產生酮酸血症，要配合大量的水分才不會造成腎臟的負擔，熱量仍然需要控制。

2.高脂一定要配合低醣飲食：在台灣以碳水化合物為主食，執行生酮飲食很容易在環境的誘惑下，攝取大量油脂的同時，又攝取很多碳水化合物，導致熱量過多、脂肪累積、體重失控。

3.注意油品選擇：椰子油是生酮飲食當中一個重要的脂肪來源。椰子油屬於飽和脂肪酸的熱帶植物油，但並非所有的椰子油都具有好的中鏈脂肪酸（六碳到十一個碳的脂肪酸）。烹調用椰子油的長鏈脂肪酸比例較高，較容易引起脂肪堆積、粥狀動脈硬化與心血管疾病風險。若一定要購買使用，必須詳細閱讀其中的成分，以免花錢又傷身。

Q100 什麼樣的碳水化合物，對心血管疾病和血糖控制有幫助？

1.食用容易讓血糖上升（高升糖，high glucose index）的食物容易產生高血糖，對心臟血管有不良作用，主要是加工過程中去掉纖維質的精緻食物，如白麵包、蛋糕、白飯、糕餅、糖果、餅乾。

2.高纖維質的食物（如五穀根莖番薯、糙米飯等）、蔬菜類都是低升糖食物，其中根莖類所含的醣類可提供常人一餐的所需熱量，且纖維質可促進消化排便，預防便祕，一般建議每天食用3碗量的高纖維食物。

3.同樣是低升糖食物，不見得就代表健康飲食。如代糖汽水餅乾，雖然熱量低，但在美國腦中風學會與糖尿病學會研究發現，經常服用代糖的這群人，身體脂肪堆積的速度較快，發生第二型糖尿病與缺血性腦中風的危險性也顯著增加了。另外像堅果類如花生、腰果等也是低升糖食物，可是卻有著高熱量，食用過多同樣會產生肥胖等問題。

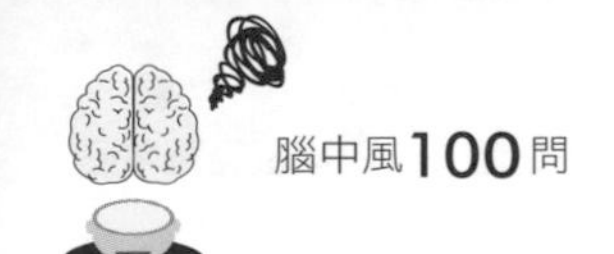

參與本書之專業醫師群
(依姓名筆劃排序)

	學歷	現職
策劃		
葉守正	臺北醫學大學醫學士	台灣腦中風學會理事長 台灣腦中風關懷協會理事長 台灣神經醫學會自律神經學組召集人 澄清醫院神經內科主任
作者群		
巫錫霖	中國醫藥大學醫學士 中山醫學大學醫學碩士 大葉大學生物科技博士	彰化基督教醫院神經醫學部協同部主任 佑民醫療社團法人佑民醫院院長
周中興	國防醫學院醫學士 英國倫敦大學國王學院神經科學哲學博士	三軍總醫院神經科部主治醫師
林宏昇	高雄醫學大學醫學士	高雄長庚紀念醫院腦血管科主治醫師
林清煌	陽明大學醫學士 中山大學生物科學博士	高雄榮民總醫院一般內科主任 高雄榮民總醫院神經內科主治醫師
邱映倫	高雄醫學大學醫學士	澄清醫院神經內科主治醫師
馬辛一	國防醫學院醫學士 國防醫學院醫學科學研究所博士	三軍總醫院神經外科部主任 國防醫學院醫學系外科學科教授
陳柏霖	高雄醫學大學醫學士 陽明醫學大學腦科所碩士	臺中榮民總醫院腦中風中心主任
陳啟仁	臺北醫學大學醫學士	臺北醫學大學教授 臺北醫學大學衛生福利部雙和醫院影像醫學部主任
湯頌君	臺灣大學醫學士 臺灣大學臨床醫學研究所博士	臺大醫院神經部主治醫師

	學歷	現職
黃虹瑜	中國醫藥大學醫學士	中國醫藥大學附設醫院神經部主治醫師
葉伯壽	臺北醫學大學醫學士 清華大學生命科學院博士	臺大醫院新竹分院神經部主治醫師

摘錄文章作者

紀乃方	陽明大學醫學士	臺北榮民總醫院神經內科主治醫師
徐崇堯	高雄醫學大學醫學士 英國愛丁堡大學醫學博士	高雄醫學大學附設醫院神經部主任
鄔定宇	中山醫學院醫學士 美國哈佛大學公共衛生研究所公共衛生碩士 臺北醫學大學臨床醫學研究所博士	臺北醫學大學衛生福利部雙和醫院神經科主任

審定

連立明	高雄醫學大學醫學士 臺北醫學大學臨床醫學研究所博士	新光醫院神經內科主任 新光醫院中風中心主任 臺北醫學大學醫學系副教授
陳右緯	臺灣大學醫學士 中央大學資訊工程所博士	壢新醫院神經內科主治醫師 壢新醫院中風醫療中心主任 壢新醫院教學研究部部長 臺灣大學醫學系兼任助理教授
陳志弘	臺灣大學醫學士	成大醫院神經科主治醫師 成大醫院腦中風中心召集人
張健宏	中國醫藥大學醫學士	林口長庚紀念醫院腦血管科主任 林口長庚紀念醫院腦中風中心主任

國家圖書館出版品預行編目資料

腦中風100問／台灣腦中風學會編著. --初版.--
臺北市：台灣腦中風學會，2018.11
面； 公分
ISBN 978-986-84829-1-3（平裝）
1.腦中風 2.保健常識 3.問題集
415.922022 107018343

腦中風100問

編　　著　台灣腦中風學會
策　　劃　葉守正
主　　編　邱映倫
協力編輯　佘泓智
出　　版　台灣腦中風學會
10045臺北市中正區衡陽路6號5樓之4（506室）
電話：（02）2382-6628
設計編印　白象文化事業有限公司
專案主編：吳適意　經紀人：張輝潭
經銷代理　白象文化事業有限公司
41264臺中市大里區科技路1號8樓之2（臺中軟體園區）
出版專線：（04）2496-5995　傳真：（04）2496-9901
40144臺中市東區和平街228巷44號（經銷部）
購書專線：（04）2220-8589　傳真：（04）2220-8505
印　　刷　基盛印刷工場
初版一刷　2018年11月
定　　價　250元

缺頁或破損請寄回更換
版權歸作者所有，內容權責由作者自負

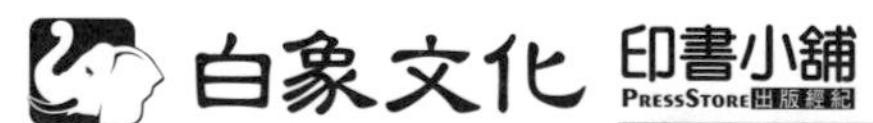

出版・經銷・宣傳・設計
購書 白象文化生活館